U0656594

全国中医药行业高等教育"十三五"创新教材

糖络病学

（供中医学专业使用）

主 编 仝小林

中国中医药出版社

·北 京·

图书在版编目（CIP）数据

糖络病学／仝小林主编．—北京：中国中医药出版社，2020.9
全国中医药行业高等教育"十三五"创新教材
ISBN 978-7-5132-5479-3

Ⅰ．①糖… Ⅱ．①仝… Ⅲ．①糖尿病-中医治疗法-中医学院-教材 Ⅳ．①R259.871

中国版本图书馆 CIP 数据核字（2019）第 026507 号

中国中医药出版社出版

北京经济技术开发区科创十三街 31 号院二区 8 号楼
邮政编码　100176
传真　010-64405750
河北省武强县画业有限责任公司印刷
各地新华书店经销

开本 787×1092　1/16　印张 7.5　字数 167 千字
2020 年 9 月第 1 版　2020 年 9 月第 1 次印刷
书　号　ISBN 978-7-5132-5479-3

定价　35.00 元
网址　www.cptcm.com

如有印装质量问题请与本社出版部调换
版权专有　侵权必究

社长热线　010-64405720
购书热线　010-64065415　010-64065413
微信服务号　zgzyycbs

书店网址　csln.net/qksd/
官方微博　http://e.weibo.com/cptcm

淘宝天猫网址　http://zgzyycbs.tmall.com

全国中医药行业高等教育"十三五"创新教材

《糖络病学》编委会

主　　编　仝小林（中国中医科学院广安门医院）

副 主 编　刘文科（中国中医科学院广安门医院）

连凤梅（中国中医科学院广安门医院）

朴春丽（广州中医药大学附属深圳医院）

柳红芳（北京中医药大学东直门医院）

赵林华（中国中医科学院广安门医院）

岳仁宋（成都中医药大学附属医院）

王　旭（南京中医药大学附属医院）

陆　灝（上海中医药大学附属曙光医院）

编　　委　孙新宇（河南中医药大学第二附属医院）

吴学敏（广州中医药大学深圳医院）

赵艺如（中国中医科学院广安门医院）

包　琦（中国中医科学院广安门医院）

谢惠迪（北京中医药大学）

徐　婧（北京中医药大学）

张定华（甘肃省中医院）

裴文丽（甘肃省中医院）

谢卓林（甘肃省中医院）

吴深涛（天津中医药大学第一附属医院）

马运涛（天津中医药大学第一附属医院）

王　斌（天津中医药大学第一附属医院）

雷　烨（陕西中医药大学第二附属医院）

李　蕾（陕西中医药大学第一临床医学院）

杨淇荀（陕西中医药大学第一临床医学院）

王秀阁（长春中医药大学附属医院）

陈　曦（长春中医药大学附属医院）

赵芸芸（长春中医药大学）

陈清光（上海中医药大学附属曙光医院）

韩　煦（上海中医药大学附属曙光医院）

徐奚如（南京中医药大学附属医院）

朱　禹（成都中医药大学临床医学院）

林轶群（中国中医科学院广安门医院）

唐　爽（北京中医药大学）

张　培（中国中医科学院广安门医院）

魏　燕（杭州市中医院）

编写说明

为适应全国高等中医药教育教学改革发展的新形势，培养传承创新中医药事业的高等中医药专业人才，按照全国高等中医药院校各专业的培养目标，确立了糖络病学课程的教学内容并编写本教材。

糖络病是在继承传统消渴病理论基础上，结合诊断学、病理学等现代医学理论，从中医学角度重新认识现代临床重大慢性疾病——糖尿病，并根据其临床特征、转归及自然演变过程，将其重新命名。本教材对糖络病进行分类、分期、分证，针对各期不同中医证候筛选出有效方剂，紧密贴合现代临床实际，构建糖络病中医辨治体系。

本次教材编写集糖络病中医研究的最新成果，结合全国各高等中医药院校优秀教师的教学经验及临床医师的实践经验，在编写过程中精益求精，反复推敲，层层把关，努力使教材内容精准化、系统化、实用化。旨在帮助学生构建糖络病中医辨治思路，培养学生在临床中活用经典名方的能力，锻炼学生将现代疾病与中医经典有效对接的临床实践思维。本教材可供全国高等中医药院校中医类专业使用。

本教材共分为五章。第一章糖络病学概述由仝小林、刘文科、林轶群、张培、唐爽编写，主要介绍糖络病的命名及意义，糖络病的分类、分期及分证，糖络病的病机和主要治则治法。第二章糖络病，主要介绍糖络病本病，包括糖络病前期和糖络病期的病因病机、治则治法、辨证论治、靶方靶药及其转归，其中糖络病前期由朴春丽、孙新宇、吴学敏编写，糖络病期由连凤梅、赵艺如、包琦编写。第三章糖络病络病，主要介绍糖络病络脉并发症，即微血管并发症，包括糖络病肾病、糖络病眼病、糖络病周围神经病变的病因病机、治则治法、辨证论治、靶方靶药及其转归，其中糖络病肾病由柳红芳、谢惠迪、徐婧编写，糖络病眼病由张定华、裴文丽、谢卓林编写，糖络病周围神经病变由吴深涛、马运涛、王斌编写。第四章糖络病脉病，主要介绍糖络病脉络并发症及大血管并发症，包括糖络病脑病、糖络病心病、糖络病足的病因病机、治则治法、辨证论治、靶方靶药及其转归，其中糖络病脑病由雷烨、李蕾、杨淇荀编写，糖络病心病由王秀阁、陈曦、赵芸芸编写，糖络病足由陆灏、陈清光、韩煦编写。第五章其他糖络病并发症，主要是将发病机制不清，治法不同于络病或脉病，难以用糖络病络病或脉病统括的并发症归于此章，包括糖络病胃肠病、糖络病皮肤病、糖络病神经源性膀胱，介绍了其病因病机、治则治法、辨证论治、靶方靶药及其转归，其中糖络病胃肠病由王旭、徐奚如编写，糖络病皮肤病变由岳仁宋、朱禹编写，糖络病神经源性膀胱由赵林华编写。

在教材策划、编写审定过程中得到了主审专家的精心指导在此特意表示感谢！我们诚恳希望广大同仁和读者在使用过程中提出宝贵意见和建议，以便日后进一步修订完善，使之更加符合高等中医药院校人才培养的需要。

《糖络病学》编委会

2020 年 8 月

目 录

第一章　糖络病学概述 …………… 1

第一节　糖络病的概念………… 1

一、糖络病的命名 ………… 1

二、糖络病命名的意义 …… 1

第二节　糖络病的分类、分期与

分证……… 2

一、糖络病分类 ………… 2

二、糖络病分期与分证 …… 5

第三节　糖络病络脉病变的概述…… 8

一、络脉基本概念 ………… 8

二、糖络病络脉病变的特点 …… 9

三、糖络病络脉病的病因病机 … 10

四、糖络病络脉病的发展阶段 … 11

第四节　糖络病及糖络病络脉病的

主要治则治法 ………… 11

一、苦酸制甜 ………… 11

二、开郁清热 ………… 12

三、调理肠胃 ………… 12

四、补虚泻实 ………… 13

五、调补虚损 ………… 14

六、活血通络 ………… 15

第二章　糖络病 ………… 18

第一节　糖络病前期 ………… 18

一、概述 ………… 18

二、病因病机 ………… 18

三、辨证论治 ………… 19

四、其他治疗方法 ………… 20

五、预后转归 ………… 21

附：西医诊断和治疗 ………… 22

第二节　糖络病期 ………… 23

一、概述 ………… 23

二、病因病机 ………… 23

三、辨证论治 ………… 25

四、其他治疗方法 ………… 29

附：西医诊断和治疗 ………… 31

第三章　糖络病络病 ………… 33

第一节　糖络病肾病 ………… 33

一、概述 ………… 33

二、病因病机 ………… 33

三、辨证论治 ………… 34

四、其他治疗方法 ………… 37

五、预后转归 ………… 38

附：西医诊断和治疗 ………… 38

第二节　糖络病眼病 ………… 41

一、概述 ………… 41

二、病因病机 ………… 41

三、辨证论治 ………… 41

四、其他治疗方法 ………… 43

五、预后转归 …………… 44

附：西医诊断和治疗 ………… 44

第三节　糖络病周围神经病变 …… 47

一、概述 ………………… 47

二、病因病机 …………… 48

三、辨证论治 …………… 49

四、其他治疗方法 ……… 51

五、预后转归 …………… 54

附：西医诊断和治疗 …… 54

第四章　糖络病脉病 ………… 59

第一节　糖络病脑病 …………… 59

一、概述 ………………… 59

二、病因病机 …………… 59

三、辨证论治 …………… 60

四、其他治疗方法 ……… 64

五、预后转归 …………… 66

附：西医诊断和治疗 …… 66

第二节　糖络病心病 …………… 67

一、概述 ………………… 67

二、病因病机 …………… 68

三、辨证论治 …………… 69

四、其他治疗方法 ……… 71

五、预后转归 …………… 72

附：西医诊断和治疗 …… 73

第三节　糖络病足 ……………… 75

一、概述 ………………… 75

二、病因病机 …………… 75

三、辨证论治 …………… 76

四、其他治疗方法 ……… 79

五、预后转归 …………… 81

附：西医诊断和治疗 ………… 82

第五章　其他糖络病并发症 …… 87

第一节　糖络病胃肠病 ………… 87

一、概述 ………………… 87

二、病因病机 …………… 87

三、辨证论治 …………… 88

四、其他治疗方法 ……… 93

五、预后转归 …………… 95

附：西医诊断和治疗 …… 95

第二节　糖络病皮肤病 ………… 97

一、概述 ………………… 97

二、病因病机 …………… 97

三、辨证论治 …………… 98

四、其他治法 …………… 100

五、预后转归 …………… 102

附：西医诊断和治疗 …… 102

第三节　糖络病神经源性膀胱 …… 104

一、概述 ………………… 104

二、病因病机 …………… 104

三、辨证论治 …………… 105

四、其他治疗方法 ……… 106

五、预后转归 …………… 108

附：西医诊断和治疗 …… 108

第一章　糖络病学概述 ▷▷▷▷

第一节　糖络病的概念

一、糖络病的命名

以往中医治疗糖尿病多参照消渴病辨治，但临床逐渐发现常常方证不能相对应，或有证无方，影响临床疗效。其根本原因在于古代中医认识疾病是从症状入手，根据症状诊断疾病，因此只有当患者出现多食、多饮、多尿、消瘦（三多一少）的典型症状时，方能诊断为消渴病。然而，随着现代医疗手段的进步，约80%处于糖尿病早中期的患者可通过实验室检查获得诊断，此时以肥胖为特征表现，缺乏典型的"三多"症状，而出现典型临床症状者多已发展至糖尿病中后期。也就是说古代消渴病全程描述的只是糖尿病发展过程中的一个阶段，未能概括整个疾病的全过程，因此套用消渴病论治糖尿病会出现方证不相应或有证无方的情况。结合现代糖尿病临床特征及自然发展进程，我们将糖尿病的中医病名命名为"糖络病"，顾名思义，是以"糖"为基本特点，涉及"络"的病变，此名表现了该病的特点和临床转归。

二、糖络病命名的意义

自《黄帝内经》提出"消渴"以来，经历代医家不断补充与发展，现代对消渴的认识已较为完备：消渴以多饮、多食、多尿、消瘦（即"三多一少"）为特征表现，以"阴虚燥热"为核心病机，治法不离滋阴润燥、清热生津。自西医糖尿病病名引进至今，绝大多数临床中医师将糖尿病归属消渴范畴，名之"消渴病"，对糖尿病的认识一直停留在消渴病阶段。而现代医学对糖尿病的认识则在不断更新，以诊断为例，1965年世界卫生组织（WHO）发布糖尿病诊断标准，该标准仅提出依据糖尿病的临床特点进行分类，并未提及诊断的血糖值。至1980年，WHO正式公布了糖尿病的诊断标准，即空腹血糖≥7.8mmol/L，或随机血糖≥11.1mmol/L，且具有糖尿病典型表现，或75g无水葡萄糖糖负荷后2小时血糖≥11.1mmol/L。随着医学的不断发展，由于空腹血糖7.8mmol/L的诊断敏感性低，无法满足防治疾病及并发症的需要，从1999年起，WHO将糖尿病的诊断切点降至空腹血糖7.0mmol/L，并定义了糖尿病前期的诊断。随着糖尿病诊断标准的不断前移，许多患者确诊为糖尿病时缺乏临床症状。传统消渴病显然不能与现代糖尿病简单画等号，直接套用消渴理论治疗糖尿病，降糖疗效不佳。因此，我们有必要重新思考糖尿病的病机、治法。

对于长期持续高血糖患者，由于血红蛋白发生糖基化，且组织蛋白也发生非酶糖化，生成糖化终产物。糖化终产物刺激糖、脂及蛋白质，自由基生成增多，引起各种反应最终导致血管内皮细胞损伤、神经病变等病理变化，引起长期高血糖患者的眼、心、肾、神经等并发症。可见，长期高血糖主要可造成血管、神经的损伤，导致心肌梗死、脑梗塞、肢体坏死、肾衰竭等事件发生，以大血管病变为例，与非糖尿病人群相比，糖尿病患者发生心脑血管疾病的风险增加 2~4 倍，发生下肢动脉粥样硬化病变的危险性增加 2 倍，下肢截肢的相对风险是非糖尿病患者的 40 倍；以微血管并发症为例，糖尿病肾病是导致终末期肾病的主要原因，在发达国家，约 50% 的终末期肾病是由糖尿病肾病发展而来的。因此，血管并发症是糖尿病致死、致残的主要原因，直接影响糖尿病的预后，防治血管并发症，降低致死率、致残率，是糖尿病治疗的重要内容和最终目标。大血管在体内呈直行分布，主要作用是运行血液，与中医学"脉"的功能相似，可归为"脉"的范畴；微血管则纵横交错，功能相对复杂，不仅仅是血液循环的通路，更重要的是其具有物质交换功能。中医学所讲的络脉包括别络、孙络、浮络、血络等，纵横交错，遍布全身，广泛分布于脏腑组织间，与微血管分布极为相似，并且具有贯通营卫、环流经气、渗灌血气、互化津血等生理功能，为气血津液输布交换的枢纽和要道，其分布特点、生理功能与微血管更为相似。因此，大血管和微血管病变可归属于脉病和络病范畴，统称"络脉病"（包括络病和脉病）。

基于此，将"糖络病"作为糖尿病的中医病名，以此总括糖尿病的临床特征和病理学改变，即以血糖升高为基本临床特征，早期主要表现为血糖异常，随着病程进展，因血糖异常逐渐致全身脉与络广泛损害，最终导致脉络病变的一类疾病。如此既强调了糖尿病的特征为血糖升高而非单纯的"三多一少"，又强调了糖尿病的主要临床转归和结局为血管并发症，即脉络病。

第二节　糖络病的分类、分期与分证

一、糖络病分类

根据临床表现，糖络病主要分为 2 种类型，即肥胖型（脾瘅）和消瘦型（消瘅）。类型不同，疾病的病因、核心病机、证候表现以及预后转归均有较大差异。

1. 消瘅

（1）主要表现：消瘅的主要表现为形体消瘦。此类患者多体质偏虚，且从发病起即表现为消瘦，发病多与遗传、情志等因素相关，多见于 1 型糖尿病、成人隐匿性自身免疫性糖尿病和部分 2 型糖尿病患者。

（2）病机、病位：消瘅的发生与患者的先天禀赋有关，《灵枢·五变》云："五脏皆柔弱者，善病消瘅……此人薄皮肤……其心刚，刚则多怒，怒则气上逆，胸中蓄积，血气逆留，髋皮充肌，血脉不行，转而为热，热则消肌肤，故为消瘅。"在脏腑中，肾、脾为先、后天之本，因此脏腑虚衰首责脾肾。肾虚则先天不足，脏腑功能低下，即《灵枢·邪气脏腑病形》所载："肾脉……微小为消瘅。"脾虚则运化失司，水谷郁积中焦，久则郁而化热，成脾虚胃热之势。化热是消瘅形成的关键，内热既成，消瘅易发，但其热与实热不同，为脾肾不足而生之虚热，如《脾胃论》云："脾胃虚则火邪乘之，而生大热。"故核心病机为脾虚胃热，主要病位在脾肾。

消瘅者，素体五脏柔弱，先天不足，致供养不足，复因内热耗灼阴分，血热灼伤津液，致阴津更亏，脏腑失养，机体失充，故愈见消瘦；肝脉挟胃，胃中伏火易循经波及于肝，肝喜条达恶抑郁，在志为怒，肝郁化热化火，则性情急躁易怒，母病及子，若心火偏盛，则见焦虑不安；胃伏火邪于气分，火热上灼肺津，中消胃液，加之血中有热，煎灼血中津液，以致津液亏损而见口渴多饮，并可见多食易饥。故消瘦、情绪急躁或焦虑、口渴、多食是消瘅的常见临床症状表现。

（3）主要证候演变：消瘅之热虽为虚热，亦耗伤津液，损人阳气，渐致气阴两虚、肝、脾、肾不足虚，其证候演变规律大致如下：脾虚胃热→阴虚火旺→肝肾阴虚、气阴两虚→阴阳两虚→脾肾阳虚。此外，外感淫邪或情志不畅是诱发消瘅的重要因素，故当消瘅初发，可呈现肺热炽盛或肝气郁滞的证候，但很快便进入上述演变规律中。

《金匮要略》言："极热伤络。"大热内蕴，则热伤血络，络损血溢，留而为瘀，或火热灼津，津亏血瘀，或因久病入络，血瘀络损，终致瘀血阻滞，络脉损伤。眼络损伤，可见出血、昏盲、雀目等；肾络损伤，则可见水肿、多尿、精微泄漏等。由于热是消瘅形成的核心病机，其引起的络脉病变多是因热而伤，因瘀而损，少见痰、浊、脂、膏等病理产物胶结蓄积，壅塞血脉，故消瘅进一步发展，衍生的并发症以络脉病变，即微血管并发症常见。

2. 脾瘅

（1）主要表现：脾瘅主要表现为形体肥胖。此类患者在血糖升高的同时多合并血脂异常、血压升高、血尿酸升高等多种代谢障碍。多见于 2 型糖尿病患者，是目前临床最为常见的类型。

（2）病机、病位：《素问·奇病论》："有病口甘者……名曰脾瘅……此人必数食甘美而多肥也。肥者令人内热，甘者令人中满，故其气上溢，转为消渴。"由此可知，脾瘅是肥胖发展为消渴的自然过程，也揭示了脾瘅的核心病机——中满内热。久食肥甘，甘者其性缓，久食则脾运不及，中焦壅滞，故曰"甘者令人中满"；中焦壅滞，土反侮木而致郁，肝郁气滞，肝失疏泄而致中满愈重，郁久化热，加之过食肥美，犹如火上浇油，内热炽盛。内热波及脏腑则表现为肝热、胃热、肺热、肠热，或肝胃俱热、胃肠俱热等，从而发为脾瘅。火热燔灼，肆虐体内，机体各项功能活动亢进，因而脾瘅者代谢旺盛。若火灼肺胃，可见多食多饮，火燔中宫，肆虐在肠，肠中津液相对亏少，则大便坚干；膏浊痰湿脂堆聚于中，充溢肌肤而生肥胖，且多为中心型肥胖。脾瘅患者既有

"中满"之象——胃脘痞闷，胸腹胀满，腹部肥大；又有"内热"的表现，如心烦易怒、口干烦渴、大便干结、如苔腻、脉弦数等。

《素问·痹论》言："饮食自倍，肠胃乃伤。"饮食量增大，超过胃肠负荷会损伤肠胃，胃失受纳，肠失传导，则致水谷精微郁积，进而化生内热，故称胃肠为脾瘅的病位。许多调查显示，高脂饮食与胰岛素抵抗存在相关性，它会显著提高人群患2型糖尿病的风险。有调查显示，相比于健康人群，在2型糖尿病患者中，肠道菌群结构存在明显改变，这可能是2型糖尿病的发病因素之一，而葛根黄芩黄连汤能够改善其肠道菌群结构。以上研究都提示了胃肠道对于2型糖尿病可能存在重要的影响。

此外，一部分脾瘅患者在进展为消渴之前，已表现出明显虚象。对于此类人群，先天体质或暴饮暴食所致的脾胃受损是由实至虚的重要条件。暴饮暴食而致肠胃受伤，久则脾失健运，胃不纳熟，而成脾胃虚弱之候。脾虚失运，清阳不升，则头晕、疲倦；水湿不运，聚而成痰，痰阻血脉，则痰瘀阻络、脏腑失养，致变证百出；"气不足便是寒"，由气及阳，由脾及肾，而成脾肾阳虚。在这由实转虚的过程中，脾胃中焦是其关键病位。

（3）脾瘅主要证候演变：以中满内热为基础，脾瘅可并发多种证候演变。中焦壅滞，脾胃失运，以致痰湿膏浊内生，或入经脉，或积脏腑，加之内热熏蒸，瘀毒内生，而变证多端。

①肝胆湿热：湿郁中焦，胃气上逆，热熏肝胆，肝热上冲，湿热裹挟上扰清窍，临床可见头晕、头昏、头痛，检查多见血压升高。

②浊入血脉，膏聚脏腑：脾不升清，胃不降浊，以致膏浊内生，膏浊或渗入血脉，或停聚脏腑，此类患者检查常见血脂异常、动脉硬化、脂肪肝。

③湿热流注：湿热困阻经脉、流注关节，致血行不畅，而见关节肿胀、焮热灼痛、难以屈伸，此类表现与痛风类似，检查也常见血尿酸增高。

脾瘅进一步发展，膏脂痰湿瘀等蓄积日久，可损伤脏腑经络，导致功能障碍，出现复杂的并发症，以大血管病变和微血管病变为多见。

④痰瘀积脉：痰湿膏浊阻于血脉而碍血行，血不行则生瘀，瘀与痰浊相结，则使脉络不通更甚。若痰瘀阻于心脉，心脉不畅、心神失养，可见胸痛、心慌等症状，类似心绞痛、急性冠脉综合征或心肌梗死；若痰瘀阻于脑络，可致中风偏瘫、口眼㖞斜、语言謇涩等症状，类似脑梗死；若痰瘀阻于肢体脉络，脉络不通失于荣养，则见肢体感觉异常、麻木不仁或疼痛剧烈，间歇性跛行，甚或破溃而生坏疽，类似下肢血管病变。痰瘀积脉是导致诸多脉络（大血管）并发症的关键环节。

⑤瘀毒损络：《内经》云："（邪）入舍于孙络，留而不去，闭塞不通，不得入于经，流溢于大络，而生奇病也。"痰瘀之邪不仅易阻于血脉而伤大经，还易留着小络而损之。加之郁热内伤，酿其痰湿膏浊而成毒，瘀毒互结，损伤络脉。若侵及眼络，则见视物模糊、视力下降甚至失明，检查可见眼底渗出、微血管瘤、出血等，类似视网膜病

变；若侵及肾络，则见尿中泡沫，化验可见尿蛋白，甚或水肿。若皮络损伤，可致皮肤甲错等。

对于脾瘅，膏脂痰浊瘀等病理产物蓄积是其主要病理改变，这些病理产物易瘀积脉络，因此，脾瘅进一步发展衍生的并发症多以脉络并发症（大血管病变）为主。

二、糖络病分期与分证

糖络病的自然发展过程大致可分成郁、热、虚、损 4 个阶段。

1. 郁 糖络病前期，也就是糖尿病前期糖代谢异常尚未达到糖尿病诊断标准，以及已进展至糖尿病但仍处于病程早期者，多属于此阶段，大部分肥胖型糖络病患者在前期处于肥胖状态时，因多食而致中焦积滞，食郁中满，加之久坐少动，"肌肉枯，气道涩"，使得全身气机郁滞，进而导致气、血、痰、湿、火、食"六郁"形成。此类患者多以腹型肥胖为主，兼有消谷善饥、脘腹痞满、困倦嗜睡、大便干或黏腻等症。消瘦型糖络病患者因先天不足，脏腑气化功能减弱，外易受风寒湿等邪气侵袭，内易因饮食情志失调而致气机郁滞。此类患者多偏消瘦，兼有情志不畅、纳食不佳、易感外邪等表现。糖络病前期患者大部分处于郁的阶段，脾胃壅滞及肝郁气滞证是该阶段的主要证型。

（1）脾胃壅滞证

主症：多食或厌食，困倦嗜睡，大便量多。

兼症：脘腹胀满，嗳气、矢气后缓解，嗳气酸腐。

舌脉：舌淡红胖大，苔白厚，脉滑。

（2）肝郁气滞证

主症：焦虑抑郁，多虑少寐，胸胁胀满。

兼症：喜太息，女性经前乳房胀痛，症状随情绪变化大。

舌脉：舌淡红，苔薄白，脉弦。

2. 热 糖络病的早中期多属于此阶段，多数患者由郁的阶段化热发展而来，肥胖型糖络病患者因"中满、六郁"而化热，多属实。消瘦型糖络病患者因脾虚失运、肝郁气滞日久而化生内热，在本虚的基础上兼有标热，属本虚标实。肥胖型糖络病患者多见口苦易怒、口干喜饮、多食易饥、大便干结等肝、肺、胃、肠热盛的表现。消瘦型糖络病患者则多见心烦急躁、焦虑易怒、咽干而不多饮，饥而不欲食等虚热之象。肝胃郁热、胃肠实热、肠道湿热、痰热互结、肺胃热盛及脾虚胃热证是本阶段的主要证候表现形式。

（1）肝胃郁热证

主症：面色红赤，心烦易怒，口干口苦。

兼症：脘腹痞满，胸胁胀闷，形体偏胖，腹部胀大，大便干，小便色黄。

舌脉：舌红，苔黄，脉弦数。

（2）痰热互结证

主症：形体肥胖，腹部胀大，口干口渴。

兼症：胸闷脘痞，喜冷饮，饮水量多，心烦口苦，大便干结，小便色黄。

舌脉：舌红胖大，苔黄腻，脉滑数。

（3）肺胃热盛证

主症：口大渴，易饥多食，汗多。

兼症：喜冷饮，饮水量多，便秘尿黄，面色红赤。

舌脉：舌红，苔黄燥，脉洪大。

（4）胃肠实热证

主症：脘腹胀满，痞塞不适，大便秘结难行。

兼症：口干口苦，或有口臭，口渴喜冷饮，饮水量多，多食易饥。

舌脉：舌红，苔黄燥，脉数而有力，右关明显。

（5）肠道湿热证

主症：大便黏腻不爽，或臭秽难闻，肛门灼热，脘腹痞满，厌食油腻。

兼症：小便色黄，口干不渴或渴不多饮，或有口臭。

舌脉：舌红胖有齿痕，苔黄腻，脉滑数。

（6）脾虚胃热证

主症：口渴，多饮，消瘦明显，大便干，或干稀不调。

兼症：小便频，多食腹胀。

舌脉：舌淡红，苔薄黄，脉数无力。

3. 虚　糖络病中后期，随着热阶段的持续和进展，火热伤阴耗气，若脏腑功能先天不足，渐至气阴两虚，进而阴损及阳而致阴阳两虚。如《证治要诀·三消》曰："三消得之气之实，血之虚也，久久不治，气尽虚。"此阶段由实转虚，以虚为主，包括阴虚、气虚及阳虚，而同时又存在标实，如热阶段未清之火热，或郁阶段未解之"六郁"等。传统消渴病多处于虚的阶段，其阴虚燥热的基本病机与本阶段大致相同。热盛津伤、阴虚火旺、气阴两虚、脾虚胃滞及肝肾阴虚证是本阶段的主要证候表现。

（1）热盛伤津证

主症：口大渴，汗出多，乏力。

兼症：喜冷饮，饮水量多，易饥多食，尿频短赤，口苦，溲赤便秘。

舌脉：舌干红，苔黄燥，脉洪大而虚。

（2）阴虚火旺证

主症：五心烦热，急躁易怒，口干。

兼症：潮热盗汗，少寐多梦，小便短赤，大便干。

舌脉：舌红，少苔，脉虚细数。

（3）气阴两虚证

主症：消瘦，疲乏无力，易汗出，口干口苦。

兼症：渴不多饮，饥不欲食，昼不精，夜不瞑，心悸汗出。

舌脉：舌红少津，苔薄白干或少苔，脉虚细数。

（4）脾虚胃滞证

主症：食欲减退，便溏，心下痞满。

兼症：困倦嗜睡，夜卧不安，或呕恶肠鸣。

舌脉：舌淡胖，苔腻，脉弦滑无力。

（5）脾胃虚寒证

主症：渴喜热饮，完谷不化，畏寒。

兼症：食欲减退，呕吐清水，困倦乏力，四肢不温，面色㿠白。

舌脉：舌淡，苔白，脉迟缓。

4. 损 糖络病发展至后期逐渐出现各种脉络并发症，多属于此阶段。随着病程进展，五脏六腑渐至衰败，气化功能失调而痰湿、瘀血等病理产物渐生，久病入络，终致脉络受损。《圣济总录》曰："肾消……久不愈，能为水肿痈疽之病。"《三消论》云："夫消渴者，多变聋盲、疮癣、痤痱之类。"古人已认识到消渴病进一步发展可变生肾病水肿、聋盲、疮癣等病症，论治时虽多归于其他病症，但多以虚损论治。本阶段火热已消，脉络损伤而脏腑虚衰，故主要表现为肝肾阴虚证、脾肾阳虚证、阴阳两虚证。

（1）肝肾阴虚证

主症：心烦多梦，视物模糊，眩晕耳鸣。

兼症：五心烦热，腰膝酸软，渴不多饮，尿频混浊，皮肤干痒，颧红遗精。

舌脉：舌红，少苔，脉细数。

（2）脾肾阳虚证

主症：小便清长，腰膝酸冷，浮肿。

兼症：口不渴或渴喜热饮，畏寒身冷，神疲嗜睡，五更泻。

舌脉：舌淡胖，苔白滑，脉沉细无力，尺部尤甚。

（3）阴阳两虚证

主症：小便清长，面色黧黑，腰膝酸软。

兼症：畏寒肢冷，渴不多饮或喜热饮，心烦，昼不精，夜不瞑，耳轮干枯，五心烦热，神疲乏力，阳痿浮肿。

舌脉：舌淡，苔白而干，脉沉细无力。

郁、热、虚、损概括了糖络病全程的时间演变过程，无论脾瘅还是消瘅，其发展过程均会经历这四个阶段，代表了疾病发生、发展及最终的转归（见图1-1）。以此掌握疾病的演变规律，能够增强对疾病的认识，对疾病全程的整体把握，根据不同阶段的病机病理特点进行针对性防治，可提高临床疗效。

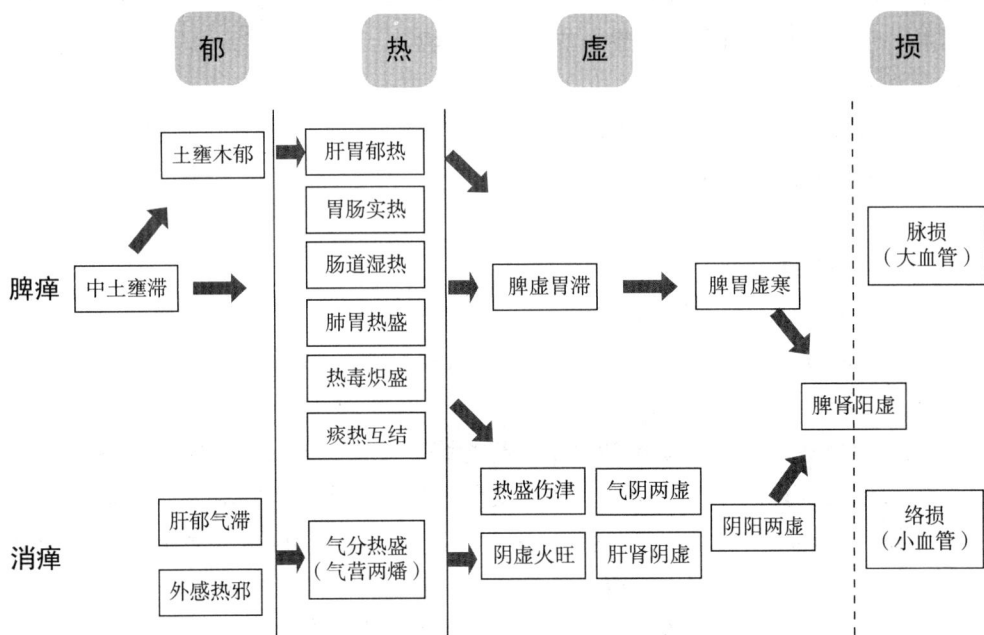

图 1-1　糖络病病证发展线

第三节　糖络病络脉病变的概述

肥胖型或消瘦型糖络病，随着病程进展，逐渐进入虚损阶段，导致脉络瘀阻、闭塞、受损，形成络脉病变，可累及肾脏、眼底、外周神经、心脏、脑、下肢等，这些均为糖络病的络脉并发症，其发展也经历了由浅入深，由轻至重的过程，并兼具糖络病的病变特点。

一、络脉基本概念

糖络病络脉病变所指络脉为广义之络，不仅包括了脉络等大的分支，也包括十五别络、孙络、浮络和血络等广泛内容。《灵枢·脉度》言："当数者为经，其不当数者为络。"《医门法律·络脉论》："十二经生十二络，十二络生一百八十系络，系络生一百八十缠络，缠络生三万四千孙络。自内而生出者，愈多则愈少，亦以络脉缠绊之也。"将络脉逐层细化为络-系络-缠络-孙络，并指出孙络之间有相互络合气血交换的缠祥，更加丰富了络脉涵盖的内容。

络病则是指各种因素导致络中营卫气血津液运行、输布及渗化失常，最终出现络脉瘀滞，痹阻不通的一类病证，包括络脉气滞、络脉瘀阻、络脉绌急、络脉空虚、络脉损伤等气血虚实阴阳的病变，可表现为疼痛、麻木、发凉、萎废、精微渗泄、出血、水肿等症状。《内经》论及络病者数十百条，如《素问·调经论》："络之与孙脉俱输于经，血与气并，则为实焉。"指络脉实的病变。《灵枢·逆顺肥瘦论》："别络结则跗上不动，不动则厥，厥则寒矣。"指络脉阻结导致肌肉不温的寒厥病。《灵枢·百病始生》："卒然多饮食则肠满，起居不节，用力过度，则络脉伤，阳络伤则血外溢，血外溢则衄血，阴络伤则血内溢，血内溢则后血。"指络脉损伤导致的出血。《素问·举痛论》："脉寒则缩踡，缩踡则脉细急，细急则外引小络，故卒然而痛。"则指寒客脉络引起的疼痛。络病的本质即是络脉的运输、渗灌、环行、营养功能障碍。

由于络脉生理分布的多层次性、广泛性、网络性及络脉双向流动和满溢灌注的功能特点，决定了其病位的多层性、病因的复杂性及病理上易于瘀滞，痹阻不通。

二、糖络病络脉病变的特点

1. 络脉病分气血 络脉为有形之体，内含津血，同时又发挥渗灌、气化等功能，是形态与功能的载体，因此络中分气血，气属阳，主功能；血属阴，主形质。络气贯通营卫，循行气血；络血为营卫气化运行之有形场所。《素问·阴阳应象大论》："寒伤形，热伤气，气伤痛，形伤肿，故先痛而后肿者，气伤形也，先肿而后痛者，形伤气也。"提示疾病的发展，首先是功能的紊乱，继而转入形质的病变。络脉初病，气的渗灌、气化、循行功能紊乱、障碍，多为络之气病，病情尚轻浅，主要表现为微血管功能障碍；病久不愈，血行涩滞，停而为瘀，痰瘀互结，渐成痼结，甚见血管闭塞，或见新生血管，此时病在血络，由气及血。因此可见，络脉病气分先病，继而气血同病，最终以血病为主。从临床表现来看，气病阶段可见血液流动学改变，如血黏度增加，或血糖升高，血脂异常，或肾络受损肾小球呈高滤过状态，或眼络受累引发视网膜黄斑水肿等。血病阶段多表现为微血管管壁增厚、毛细血管结构破坏，甚至出现新生血管。肾络损伤出现大量蛋白尿，眼络损伤眼底血管出现血管瘤、新生血管或出血。在血管超声检查中，气病及血病早期一般不会见到器质性改变，血病阶段则可见血管硬化或斑块形成等异常改变。

2. 络脉病分寒热 《临证指南医案·诸痛》云："络中气血，虚实寒热，稍有留邪，皆能致痛。"《素问·阴阳应象大论》曰："寒伤形，热伤气，气伤痛，形伤肿，故先痛而后肿者，气伤形也，先肿而后痛者，形伤气也。"提示络脉病有寒热之别。络脉寒与络脉热的形成主要由病邪性质、病程长短及患者体质不同导致。糖络病郁、热阶段，火热炽盛，耗灼气津，气络渗灌、循行功能紊乱、障碍，津血循行不畅，流行迟缓，《金匮要略》言"极热伤络"，故首伤气络，临床多表现为面红、掌红，舌红，舌下络脉色红或绛红，甚或粗张，恶热，口干多饮，小便黄赤，大便干等脏腑络脉热象；疾病发展至虚损阶段，热象渐退，气损及阳，燥热阴亏逐渐转为阴阳两虚为主，络脉失于温养，又因气络更亏，津血凝滞渐成瘀血痼结，损伤血络，阳气运行失其载体，以致寒邪内生，形成络寒，临床多见畏寒、舌暗、舌下络脉色青或色黑，脉络塌陷，脉形细而短，或见有细分支，或成条索或团块，常见瘀点或瘀斑。一般来说，初病多络脉热，久病多络脉寒。临床中亦常见到脏腑热络脉寒的情况，即口干口渴、小便赤黄、大便干等脏腑内热，与四肢（下肢多见）不温、怕冷、疼痛麻木等络脉虚寒并见，该情况或是寒客经络所致，或是经络亏虚所致，治疗当清脏腑热与温络脉寒并行，脏腑药与经络药各行其道，各司其职。

3. 病位多层次性　《灵枢·百病始生》："是故虚邪之中人也，始于皮肤……留而不去，则传舍于络脉，在络之时，痛于肌肉，其痛之时息，大经乃代，留而不去，传舍于经……稽留而不去，息而成积，或著孙络，或著络脉。"说明络脉病有深浅不同的病理层次性，病之初起，外感六淫、疫疠、外伤之邪，从毛发入传而舍于络脉，与络中气血相并，郁滞不通，则"初病入络"，即疾病的初始阶段，病在人体浅表的络脉，病位浅，病程短，病情多较轻。若病不愈，进一步可传于经脉，即《内经》所强调的邪由络传经，《伤寒论》六经传变多属于此。《医门法律》明言："外邪从卫而入，不遽入于营，亦以络脉缠绊之也。至络中邪盛，则入于营矣。故曰：络盛则入于经。"而经脉邪不去，进一步可再传络脉，即叶桂所云"邪传由经入络"，"初病气结在经，久病入络为血"。从络脉的层次性而言，这是络脉病深层次的病理改变，病在人体深层的络脉，病位深，病程长，病情较重，缠绵难愈。由此可见，"新病入络""久病入络"，只是络脉在不同层次的病理改变，虽有病气病血的差异，但络脉瘀滞是其共同病理基础，叶氏"久病入络""久痛入络"理论重在论述深层次病理改变，其"久病入络"医案中，多见"肺络""肝络""脾络""肾络""胃络""心包络""少阳之络"等脏腑深部络脉，病变至此必然经历了由络传经再由经入络，由浅入深的传变过程，故两者并无矛盾。由"新"至"久"，反映的是病变由浅入深、由皮部络脉至经脏络脉、由络实至络虚、由局部累及整体的过程与机转，揭示了疾病的一般演变规律，也是多种疾病"异病同治"的病理基础。

4. 病因复杂性　由于络脉广泛分布于机体内外，是沟通表里内外，贯通营卫，汇聚气血之处，故病理上也是邪气侵入、流传、舍居、外出的道路和门户，这就决定了络脉易病，且病因复杂。外感六淫，疫疠、外伤之邪，以及情志、饮食内伤杂病或初病不愈，病情迁延或反复发作等皆可使络脉受病。一般而言，"初病入络"多是外感六淫、疫疠、外伤之邪，从皮肤肌腠入传络所致；"久病入络"多为情志、饮食所致内伤杂病或初病不愈，病情迁移、反复发作所致，痰、瘀、毒等互结，阻滞络脉，渐成痼结，并最终损伤络脉。

三、糖络病络脉病的主要病因病机

1. 营卫不和　络脉贯通营卫，通过营卫气化而渗灌气血津液。《素问·气穴论》曰："孙络三百六十五穴会，以应一岁，以溢奇邪，以通荣卫。"《灵枢·卫气失常》云："血气之输，输于诸络。"若邪客络脉，营卫气化失常，络之气血津液代谢必将紊乱，导致不同程度的络中气滞、血瘀或痰阻。日久不愈，痰瘀凝结，则他病由生。因此，营卫功能失常是络病的基本病理环节。故《灵枢·痈疽》云："营卫稽留于经脉之中，则血涩而不行，不行则卫气从之不通"，"营气不通则血归之。"

2. 络脉失养　邪气入络，营卫功能失调，气血津液生化不足，气不足则血行迟缓，血不足则络脉失养。络虚邪滞，小疾积大，大病沉疴，缠绵不愈，则虚者更虚，故叶氏有云："最虚之处，便是容邪之处。"《灵枢·刺节真邪》："虚邪偏客于身半，其入深，内居营卫，营卫稍衰，则真气去，邪气独留，发为偏枯。"以及《素问·逆调论》："营气虚则不仁，卫气虚则不用，营卫俱虚，则不仁不用。"皆论述了络虚邪客，营卫失调，络脉失养所致的不仁不用等病症。可见，络脉失养既是络病的早期改变，也贯穿络病始终。

3. 痰瘀凝结 久病失治、误治，或病情缠绵，日久不愈，经气之伤日渐入血络，络脉不利，血不利为水，滞而为瘀，则生痰生瘀。《素问·举痛论》："寒气客于小肠膜原之间，络血之中，血涩不得注于大经，血气稽留不得行，故宿昔成积也。"《灵枢·刺节真邪论》："有所结，气归之，卫气留之，不得返，津液久留，合而为肠溜"。或因饮食失节，水谷精微异生为膏、脂、痰、浊，其性重厚，壅积体内，易沉积脉络，阻碍血行，致瘀血内生；同时瘀血又可与膏、浊、痰等裹挟胶着，进一步沉积脉络，阻塞血运；如此循环反复，以致痰浊瘀痼结，损伤脉络。

4. 阳虚络损 血属阴，遇寒则凝，得温则行。血管脉络，属有形之体，体阴而用阳。病程日久，阴损及阳，致阴阳两虚，脾肾阳虚，阳气亏虚，无力推动血行，温煦脉络，血停留成瘀。《医林改错》云："元气既虚，必不能达于血管，血管无气，必停留而瘀。"强调了元阳亏虚致血瘀脉损。络脉细小，易受邪扰，受邪后易滞易损，尤其远端络脉，属气血循环之末，更易失于温养，往往先于脏腑虚损，故临床常可见脏腑内热未清，而络脉虚寒已成。阳虚络损是糖络病的主要病理改变及最终转归。

四、糖络病络脉病的发展阶段

糖络病络脉病变的发展主要经历络滞、络瘀、络闭络损三个阶段。

1. 络滞阶段 舌下络脉色红、主干微粗或迂曲，或有分支。临床上可仅有血流动力学异常表现而无并发症出现，或出现轻微并发症。

2. 络瘀阶段 舌下络脉色紫暗，脉形粗张迂曲，可见络脉细小分支，色绛红。此阶段出现多种并发症，并发症或处于早期，或进展至中后期，症状表现不一。

3. 络闭络损阶段 患者乏力瘦弱，肌肤甲错，舌下络脉色深紫绛，可见络脉粗短闭阻，呈条索或团块，周围可见瘀点瘀斑；或见舌下络脉塌陷或依稀可见，色黑，网格状满布舌下。此阶段为糖络病并发症终末期，如糖尿病肾病终末期、糖尿病视网膜病变增殖期属于络闭络损阶段。

以上络病状态往往交互存在。一般而言，络热多为病在气络，气络之病又多处于络滞阶段；络寒多见于血络，血络之病多处于络瘀、络闭络损阶段。络滞为血液流动不畅，重在行气活血；络瘀为血液瘀滞，重在化瘀通络；络闭、经损为瘀血有形之邪固定，络脉闭阻，络脉损伤，重在温养通络。

第四节 糖络病及糖络病络脉病的主要治则治法

一、苦酸制甜

《内经》以五运六气理论为基础，阐述了药物气味配伍，在治疗火热内盛时治以酸苦，曰："热淫于内……以酸收之，以苦发之……火淫所胜……以酸收之，以苦发之。""酸苦涌泄为阴"，故苦酸合用，能治疗糖络病之内热。在自然界中，苦为甜的对立，酸为甜的中和，应用苦酸之品亦是道法自然。苦酸制甜主要包括两种治法：清气敛阴及清火坚阴法。

1. 清气敛阴法

辨证要点：面赤口渴，口舌生疮，心烦急躁，舌红苔干。

代表方：连梅汤。

方解：苦味药一般具有清热泄火作用，黄连苦寒清火降糖；酸味药一般具有收敛生津的功效，乌梅酸涩敛气生津。酸苦为阴，酸甘化阴，既能敛阴，又可生津，多用于火热盛极，嚣张肆虐阶段。

2. 清火坚阴法

辨证要点：烘热多汗，口干乏力，失眠尿频，舌红苔干，脉弦细数。

代表方：知柏地黄丸。

方解：火热伤阴，苦能泄热，热泄则阴存，故谓苦可坚阴，知母、黄柏泻相火而存真阴；苦虽能泄热存阴，但耗散之阴难以速复，而酸能收敛，不仅敛阴以助苦坚阴，又敛气而防其耗散，山萸肉酸涩益阴。多用于火热内盛，耗伤正气阶段。

二、开郁清热

肥胖型糖络病，尤其是脾瘅阶段的核心病机为中满内热，其治疗应重用苦寒清热，佐以开郁除满，故基本治法为开郁清热，具体包括开郁清胃、清泄郁火和清热化浊法。

1. 开郁清胃法

辨证要点：形胖面赤，烦躁多怒，胸脘胁胀，口苦舌干，便秘尿黄，舌红苔黄，脉弦数。

代表方：大柴胡汤。

方解：柴胡、黄芩和解少阳郁热，大黄、枳实通泻胃腑实热。消除了胃热的病理因素，有《灵枢·寒热病》"泻阳经补阴经"之意。用于治疗肝胃郁热证。

2. 清泄郁火法

辨证要点：面赤多汗，渴喜冷饮，消谷善饥，便秘尿黄，舌红苔黄燥，脉洪大等。

代表方：白虎汤。

方解：石膏配知母清热泻火，养阴生津，用于治疗阳明经证。

3. 清热化浊法

辨证要点：形胖脘痞，心烦失眠，渴不多饮，便黏尿黄，舌红苔黄腻，脉滑数等。

代表方：小陷胸汤。

方解：黄连、半夏、瓜蒌清热化痰降浊，用于治疗膏脂痰浊积聚化热之证。

三、调理肠胃

"生病起于过用"，"饮食自倍，肠胃乃伤"，暴饮暴食而致脾胃受伤，脾失运化，胃失受纳，饮食郁滞中焦，水谷不化而生痰浊，痰浊阻滞气机，气不行则血滞成瘀，进而化生多种变证。所以，治疗起于过食之肥胖型糖络病，调理肠胃是关键，具体包括泄热通腑、清利肠道及辛开苦降法。

1. 泄热通腑法

辨证要点：腹大脘痞，渴喜冷饮，消谷善饥，口臭便秘，舌红苔黄燥，脉数有力，右关明显等。

代表方：大黄黄连泻心汤。

方解：内热腑实，最易伤阴。苦可坚阴，大黄苦寒泄热通腑，急下存阴，黄连、黄芩助大黄苦寒泄热。多用于中焦热结，胃肠实热证。

2. 清利肠道法

辨证要点：渴不多饮，口臭尿黄，便黏臭秽，肛门灼热，舌红胖有齿痕，苔黄腻，脉滑数等。

代表方：葛根芩连汤。

方解：葛根甘凉升发脾胃清阳，兼清阳明内热，黄连、黄芩苦寒清利肠道湿热，用于治疗肠道湿热证。

3. 辛开苦降法

辨证要点：食欲减退，困倦嗜睡，心下痞满，呃逆肠鸣，呕恶便溏，舌淡胖苔腻，脉弦滑无力等。

代表方：泻心汤类方。

方解：泻心汤类方寒热清温并用，化湿泄热，升清降浊，斡旋气机，解郁化滞。用于治疗多种原因导致的胃肠功能紊乱。

四、补虚泻实

糖络病的郁、热、虚、损四个阶段并非独立存在，而是一个连续的过程，在由热转虚的过程中，虚实往往夹杂并见，在这一过程中，治疗既要兼顾泻实，又要兼顾补虚，协调两者的比重方能不致虚虚实实之误。主要治法包括清热益气、清热补脾、清热滋肾及清上温下法。

1. 清热益气法

辨证要点：渴喜冷饮，多汗乏力，舌干红苔黄燥，脉洪数无力等。

代表方：白虎加人参汤。

方解：石膏、知母清火以消病源，诸参益气养阴生津，用于治疗火热耗气证。

2. 清热补脾法

辨证要点：口干多饮，食欲不佳，神疲乏力，便溏尿频，舌淡胖有齿痕，苔薄黄，脉数无力等。

代表方：干姜黄芩黄连人参汤。

方解：黄连、黄芩清热泻火治标，诸参、干姜温中健脾治本，用于治疗脾虚胃热证。

3. 清热滋肾法

辨证要点：渴不多饮，少寐多梦，五心烦热，潮热盗汗，舌红少苔，脉虚细数等。

代表方：知柏地黄丸合当归六黄汤。

方解：黄柏、黄芩、黄连清热泻火治本，知母、生地养阴滋肾治标，用于治疗火热阴伤证。

4. 清上温下法

辨证要点：心烦口苦，胃脘灼热，呕吐下利，四肢厥冷，舌红苔根腐腻等。

代表方：乌梅丸。

方解：乌梅酸以涩肠，黄连、黄柏苦寒清热燥湿，肉桂、干姜、当归等养血通脉，清上温下，用于治疗上热下寒诸症。

五、调补虚损

糖络病日久，随着热势持续和进展，火热伤阴耗气，渐至气阴两虚，进而阴损及阳而致阴阳两虚，病程转入虚损阶段，此时调补虚损是关键，主要治法包括滋阴润燥、益气养阴、阴阳并补和温补脾肾法。

1. 滋阴润燥法

辨证要点：渴不多饮，心烦失眠，多食易饥，大便干结，舌红少津，脉虚数等。

代表方：瓜蒌牡蛎散。

方解：本方以滋阴润燥为主，用于治疗火热伤阴的阴虚燥热证。

2. 益气养阴法

辨证要点：渴不多饮，饥不欲食，疲乏无力，心悸汗出，舌红少津，苔薄白干或少苔，脉虚细数。

代表方：生脉散。

方解：诸参益气，五味子、麦冬生津，用于治疗阴伤及气的气阴两虚证。

3. 阴阳并补法

辨证要点：渴不多饮或喜热饮，心烦失眠，潮热盗汗，腰膝酸软，畏寒肢冷，神疲乏力，小便清长，舌淡苔白而干，脉沉细无力等。

代表方：金匮肾气丸。

方解：肉桂、附子温补肾阳，生地、山萸肉滋补肾阴，本方阴阳并补，用于糖络病虚、损后期，火势渐衰，变证出现的阴阳两虚证。

4. 温补脾肾法

辨证要点：面色㿠白，口不渴或渴喜热饮，神疲嗜睡，纳少浮肿，畏寒肢冷，腰膝酸软，性欲减退，舌淡胖苔白滑，脉沉细无力，尺部尤甚。

代表方：附子理中丸合右归丸。

方解：温散内生寒邪，附子干姜配伍最佳，本方温补脾肾，用于邪火尽消，虚损加重的少火不足证。

六、活血通络

无论是肥胖型糖络病（脾瘅）或消瘦型糖络病（消瘅），随着疾病的发展，均会出现瘀阻络脉的病理变化，进而导致各种并发症的发生。因而在糖络病的每个阶段，均需注意活血通络法的应用，以防脉络受损。具体治法包括辛香疏络、化瘀通络、破血通络、凉血通络、止血宁络、补虚通络和温经通络法。

1. 辛香疏络法

辛香者宣，横贯穿透，对于早期血行不畅，络脉郁滞者，辛能宣泄，芳香走窜，辛香合用，理气行滞，疏通络脉。

辨证要点：胸痛脘痞，舌下络脉稍粗，脉弦等。

代表方：丹参饮。

方解：本方中丹参活血化瘀，檀香调气和胃，砂仁行气调中温胃，全方达调气化瘀，气行痛止之目的。

2. 化瘀通络法

血行涩滞不畅，久则滞而为瘀，瘀血阻塞络脉，致络脉不通。此时辛香疏络恐力不能及，唯活血化瘀通络，方能使瘀者行，塞者通。

辨证要点：胸闷胸痛，口唇紫绀，舌暗或有瘀斑，舌下络脉增粗，甚则迂曲，脉涩等。

代表方：血府逐瘀汤。

方解：方中当归、川芎、赤芍、桃仁、红花活血化瘀；牛膝祛瘀血，通血脉，引瘀血下行。柴胡疏肝解郁，升达清阳；桔梗开宣肺气，载药上行，又可合枳壳一升一降，开胸行气，使气行则血行；生地凉血清热，合当归又能养阴润燥，使祛瘀而不伤阴血；甘草调和诸药。

3. 破血通络法

瘀血络阻，血行愈加瘀滞不畅，久则凝滞不行，痼结于络脉某部，非以虫类蠕动之力和啖血之性走窜攻冲，不能搜剔络中痼结之痰瘀。故对于瘀血痼结，络脉闭塞者，当以虫类药为主破瘀通络。

辨证要点：肌肤甲错，肢体麻木刺痛，舌下络脉明显增粗，甚则呈串珠或伞状改变，脉涩等。

代表方：抵当汤。

方解：方用水蛭、虻虫、桃仁破血逐瘀；大黄清热通腑，活血祛瘀。

4. 凉血通络法

"入血就恐耗血动血，直须凉血散血。"耗血实际是消耗血中之阴分，热灼阴，热动血，热伤血络则出血，然"离经之血便为瘀"，瘀血停留，易阻塞络脉，故治疗应凉血散血通络，此为治疗眼底病变的主要法则。尤其对于消瘦型糖络病（消瘅），主要是热伤血络导致络脉病变，"直须凉血散血"。

辨证要点：心烦失眠，渴不多饮，斑疹隐隐，或眼底出血，或鼻衄、齿龈出血，或尿中带血，舌绛红而干，脉细数等。

代表方：清营汤或犀角地黄汤。

方解：清营汤方中水牛角苦咸性寒，清热凉血解毒，寒而不遏且能散瘀，为君药。生地黄专于凉血滋阴，麦冬清热养阴生津，玄参长于滋阴降火解毒，三药为热甚伤阴者设，且助君药清营凉血解毒，共以为臣。佐以金银花、连翘清热解毒，轻宣透邪，使营分之邪透出气分而解。竹叶走心，专清心热；黄连苦寒，清心泻火；丹参清心，而又凉血活血，不仅助君药以清营凉血，且可防热与血结。此三药皆入心经，兼有使药之用。

犀角地黄汤方用苦咸寒之水牛角为君，归心肝经，清心肝而解热毒，且寒而不遏，直入血分而凉血。臣以生地甘苦性寒，入心肝肾经，清热凉血，养阴生津，一可复已失之阴血；二可助水牛角解血分之热，又能止血。白芍苦酸微寒，养血敛阴，且助生地凉血和营泄热，于热盛出血者尤宜；丹皮苦辛微寒，入心肝肾，清热凉血，活血散瘀，可收化斑之效，两味用为佐使。四药合用，共成清热解毒、凉血散瘀之剂。

5. 止血宁络

瘀阻脉络或热灼脉络，致络脉损伤，失于固摄，血不循经而出血，出血可令络脉损伤更甚，终成络损血溢，脉动不宁之恶性循环状态。急则治其标，故此时应以止血宁络为先，打破络损血溢的恶性循环状态。

辨证要点：各种急、慢性出血证，眼底出血，或皮肤瘀点、瘀斑，舌暗紫有瘀斑，舌底络闭或损。

代表方：十灰散或云南白药。

方解：方中大蓟、小蓟、荷叶、茜草、白茅根、侧柏叶凉血止血；棕榈皮收涩止血；栀子清肝泻火；大黄导热下行；丹皮配大黄凉血祛瘀，使止血而不留瘀。本方炒炭存性，可加强收涩止血作用，用藕汁或萝卜汁、京墨调服，增加清热止血作用。

6. 补虚通络

年老者，气自亏，加之病久耗伤正气，致体内元气亏虚，"元气既虚，必不能达于血管，血管无气，必停留而瘀"，既是因虚致瘀，故应补虚通络，补气以治其本，活血以治其标，而达"通开血道"，"气通血活，何患疾病不除"之目的。

辨证要点：半身不遂，口眼歪斜，口角流涎，言謇语涩，遗尿不禁，舌淡暗苔薄白，脉虚而无力等。

代表方：补阳还五汤。

方解：本方重用生黄芪大补元气，归尾、川芎、赤芍、桃仁、红花活血化瘀，地龙通行经络。诸药合用，使气旺血行，瘀祛络通。

7. 温阳通络

病至虚损阶段，热象渐退，气损及阳，燥热阴亏逐渐转为阴阳两虚、脾肾阳虚为主，络脉失于温养，又因气络更亏，津血凝滞渐成瘀血痼结，损伤血络，阳气运行失其载体，以致寒邪内生；加之络脉细小，易受邪扰，受邪后易滞易损，尤其远端络脉，属气血循环之末，更易失于温养，形成络寒。

辨证要点：畏寒怕冷，肢体麻木或疼痛，身体不仁，神疲乏力，汗出恶风，舌淡暗有瘀点或瘀斑，脉弱而紧等。

代表方：黄芪桂枝五物汤。

方解：方中黄芪为君，甘温益气，补在表之卫气。桂枝散风寒而温经通痹，与黄芪配伍，益气温阳，和血通经。桂枝得黄芪益气而振奋卫阳；黄芪得桂枝，固表而不致留邪。芍药养血和营而通血痹，与桂枝合用，调营卫而和表里，两药为臣。生姜辛温，疏散风邪，以助桂枝之力；大枣甘温，养血益气，以资黄芪、芍药之功；与生姜为伍，又能和营卫，调诸药，以为佐使。

糖络病及糖络病络脉病的治疗，既要强调治糖，又要重视治络，早期治络，全程通络，积极干预，以延缓和减少并发症的发生，提高糖尿病患者生存质量。

参 考 文 献

［1］吴昊天，魏聪，位庚，等．近年经络实质研究概述［J］．中医杂志，2015，56（16）：1429-1432.

［2］Mayer-Davis E. Low-fat diets for diabetes prevention［J］. Diabetes Care, 2001, 24：613-614.

［3］Bilal Omar, Giovanni Pacini, Bo Ahrén. Differential Development of Glucose Intolerance and Pancreatic Islet Adaptation in Multiple Diet Induced Obesity Models［J］. Nutrients, 2012, 4：1367-1381.

［4］Emilyn U. Alejandro, Brigid Gregg, Manuel Blandino-Rosano, et al. Natural history of β-cell adaptation and failure in type 2 diabetes［J］. Mol Aspects Med, 2015, 42：19-41.

［5］Fredrik Karlsson, Valentina Tremaroli, Jens Nielsen, et al. Assessing the human gut microbiota in metabolic diseases［J］. Diabetes, 2013, 62：3341-3349.

［6］Jia Xu, Fengmei Lian, Linhua Zhao, et al. Structural modulation of gut microbiota during alleviation of type 2 diabetes with a Chinese herbal formula［J］. International Society for Microbial Ecology, 2015, 15：552-562.

［7］许柳青，秦林，王加锋，等．苦寒中药对胃肠功能的影响研究概况［J］．山东中医药大学学报，2010，34（6）：554-555.

［8］曾治君，汪金蓉，张政杰，等．苦寒药黄连黄芩对代谢性疾病研究［J］．江西中医药大学学报，2016，28（5）：121-124.

［9］常柏，甄仲，陈良，等．苦寒药在肥胖2型糖尿病中的应用［J］．天津中医药，2009，26（1）：35-36.

［10］Chen H, Guo J, Pang B, et al. Application of Herbal Medicines with Bitter Flavor and Cold Property on Treating Diabetes Mellitus.［J］Evid Based Complement Alternat Med, 2015：529491.

［11］中华医学会糖尿病分会．中国2型糖尿病防治指南（2013版）［J］．中华糖尿病杂志，2014，6（7）：447-498.

［12］Katherine R. Tuttle, George L. Bakris, Rudolf W. Bilous, et al. Diabetic Kidney Disease：A Report From an ADA Consensus Conference［J］. Diabetes Care, 2014, 37（10）：2864-2883.

第二章 糖络病 ▷▷▷▷

第一节 糖络病前期

一、概述

中医对糖络病前期的记载及研究散见于消渴病的文献中。《素问·奇病论》云："有病口甘者，病名为何？何以得之？岐伯曰：此五气之溢也，名为脾瘅，夫五味入口藏于胃，脾为之行其精气，津液在脾，故令人口甘也。此肥美之所发也，此人必数食甘美而多肥也，肥者令人热，甘者令人中满，故其气上溢，转为消渴。治之以兰，除陈气也。"由此可知糖络病前期脾瘅的典型表现是口中甜腻，常由多食甘美肥厚之物所致，长期嗜食甘美，可使形体肥胖，甘肥厚味蕴而为热，内聚陈气阻滞气机，进一步发展可转为消渴。

二、病因病机

由于禀赋不足，脏腑娇弱，脾肾亏虚，加之过食肥甘厚味之品，内伤脾胃，生湿蕴热，耗伤阴津，情志不遂，肝郁气滞，气机不畅，升降失调，气血津液输布紊乱，痰浊瘀毒内停。糖络病前期病位在脾肾肝，以脾（胃）肾亏虚为本，肝郁为诱发因素，痰、湿、瘀为标，多以标实为主，虚实夹杂。

（一）禀赋不足

先天禀赋不足，后天失养，体质偏颇是糖络病前期的重要因素，《灵枢·五变》云："五脏柔弱者善病消瘅。"《灵枢·本脏》认为："五脏脆则善病消瘅。"指出五脏柔弱和脆弱者善病消瘅和脾瘅。目前多项研究也显示体质因素在糖络病前期的发病过程中扮演重要角色。

（二）情志失调

肝郁气滞是糖络病前期的始动因素。《灵枢·五变》云："怒则气上逆，胸中蓄积，血气逆流……转而为热，热则消肌肤，转为消瘅。"清·高鼓峰《医宗己任编·消渴》谓："消之为病……然其病之始，皆由不节嗜欲，不慎喜怒。"长期过度精神刺激，情志不舒，郁怒伤肝，肝失疏泄，气郁化火，可上竭肺胃阴津，下灼肾阴；或思虑过度，心气郁结，郁而化火，心火亢盛，可损耗心脾精血，灼伤胃肾阴液从而导致糖络病的发生。

（三）饮食不节

久食肥甘醇酒厚味，劳伤中土，脾运不及，食积内停，脾不能为胃行其津液，脾不散精，物不归正化则为痰、为湿、为浊、为瘀，从而形成以食郁为先导的气、血、痰、湿、火等六郁，最终导致糖络病的发生。

（四）久坐少动

《素问·宣明五气论》曰："久卧伤气，久坐伤肉。"脾主四肢，少动者脾气不舒，造成气机受阻。健运失常，清浊不分，久而生痰。脾主运化，脾胃失和，运化无权，脾不散精，津液失布，则聚而为痰、为湿，进而变证百生。

本病与肺、脾、肾三脏的津液输布失调有关，其病机主要包括脾虚、肝郁、肾虚、湿热、阴虚等。

三、辨证论治

（一）治则治法

糖络病前期重在预防，阻止疾病进一步发展为糖络病。肥胖或超重者多属痰浊，中等体型或消瘦者多属阴虚。病机以"气机失调，中满内热"为主，治疗当以理气消导，消中清热为主。运用理气、化痰、滋阴、清热等法对证治疗。

（二）分类辨证论治

糖络病前期属于糖络病郁的阶段，分为肥胖体态及消瘦体态，肥胖体态者病位以脾为主，消瘦体态者多以阴虚气滞为主。

1. 肥胖型（脾瘅）

（1）脾胃壅滞证

症状：腹型肥胖，脘腹胀满，嗳气，矢气频频，得嗳气、矢气后胀满缓解，大便量多，舌质淡红，舌体胖大，苔白厚，脉滑。

治法：行气导滞。

方药：厚朴三物汤（《金匮要略》）加减。厚朴、大黄、枳实。

加减：胸闷脘痞，痰涎量多加半夏、陈皮、橘红；腹胀甚，大便秘结加槟榔、牵牛子、莱菔子。

（2）脾虚痰湿证

症状：形体肥胖，腹部增大，或见倦怠乏力，纳呆便溏，口淡无味或黏腻，舌质淡有齿痕，苔薄白或腻，脉濡缓。

治法：健脾化痰。

方药：六君子汤（《校注妇人良方》）加减。党参、白术、茯苓、甘草、陈皮、半夏、荷叶、佩兰。

加减：倦怠乏力加黄芪；食欲不振加焦三仙。

（3）湿热蕴脾证

症状：腹型肥胖，口干口渴，或口中甜腻，身重困倦，小便短黄，舌质红，苔厚腻或微黄欠润，脉滑数。

治法：清热化湿。

方药：半夏泻心汤（《伤寒论》）加减。半夏、黄连、黄芩、干姜、人参、甘草、大枣。

加减：脘腹痞满，头晕沉重加佩兰、藿香、桑白皮；肺有燥热加地骨皮、知母。

2. 消瘦型（消瘅）

（1）肝郁气滞证

症状：形体中等或偏瘦，口干口渴、情绪抑郁，喜太息，遇事易紧张，两胁胀满，大便干结，舌质淡红，苔薄白，脉弦。

治法：疏肝解郁。

方药：四逆散（《伤寒论》）加减。柴胡、枳实、芍药、甘草。

加减：纳呆者加焦三仙；急躁易怒加丹皮、赤芍；大便干结加枳壳、厚朴。

（2）气阴两虚证

症状：形体中等或偏瘦，倦怠乏力，口干口渴，夜间为甚，五心烦热，自汗，盗汗失眠，气短懒言，舌质偏红，苔薄白，脉弦细。

治法：益气养阴。

方药：玉液汤（《医学衷中参西录》）加减。黄芪、山药、知母、五味子、葛根、天花粉、麦冬、生地黄。

加减：失眠加炒枣仁、五味子；自汗加煅龙骨、煅牡蛎。

四、其他治疗方法

（一）中成药

中成药的选用必须适合其中医证型，切勿盲目使用。建议选用无糖颗粒剂型、胶囊、浓缩丸或片剂。

1. 天芪降糖胶囊　用于糖络病前期气阴两虚证，一次5粒，一日3次。

2. 芪药消渴胶囊　用于糖络病前期气阴两虚证，一次6粒，一日3次。

3. 参术调脾颗粒　用于糖络病前期脾虚痰湿证，一次2袋，一日3次。

4. 糖脂平胶囊　用于糖络病前期湿热蕴脾证，一次5g，一日2次。

5. 金芪降糖片　用于糖络病前期湿热蕴脾证，一次2~3片，一日3次。

6. 玉泉丸 用于糖络病前期气阴两虚证，一次 5g，一日 4 次。

（二）耳穴

选择内分泌、糖尿病点、胰、胆、皮质下、三焦等为主穴，随证辨证配穴，配穴根据中医辨证分型选取 2~3 穴，如属脾气虚弱、湿热蕴脾选脾、胃；肝郁化火选肝、神门；肾阴不足选肾、三焦；气阴亏虚选肺、脾、肾，以 1 个月为 1 个疗程，1 个疗程后休息 1 个月再进行第二个疗程，共治疗 3 个疗程。

（三）针灸

主穴：中脘、气海、天枢、足三里、内庭、然谷、曲池、合谷等。辨证配穴。需要注意的是，糖络病前期患者需要在血糖控制较好，且无皮肤过敏、溃疡、水肿等情况下使用针灸理疗，谨防针灸后感染。

（四）气功

根据病情选择八段锦、太极拳、五禽戏、六字诀、丹田呼吸法等。

（五）按摩

可选择腹部按摩、肢体按摩。

（六）膳食与药膳

糖络病前期患者制定个体化、合理均衡的营养膳食结构食谱，限制进食总量，控制饮食结构中热量和脂肪的摄入，少食肥甘厚味、煎炸烧烤、膨化食品和碳酸饮料，增加不饱和脂肪酸的摄入，饮食以清淡为主，多食蔬菜及高纤维食物，调整阴阳，趋于平衡，有助于疾病的治疗及身心的康复。

（七）运动

以大肌群节律性运动为特征的有氧运动为主。单纯糖络病前期体质强壮者可采用游泳、跳绳、登山、打球（羽毛球、乒乓球、保龄球）等；体质虚弱者可采用散步、慢跑、骑单车、快走等中等强度的运动。也可选择家务劳动、步行购物等较轻活动量的运动。

五、预后转归

糖络病前期进行早期干预，强调生活方式干预、药物治疗，综合调理，可大幅度减少临床糖络病的发生，如早期不干预，则会进行性发展为糖络病，甚至出现急慢性并发症。

附：西医诊断和治疗

糖尿病前期是指由血糖调节正常发展为糖调节受损（impaired glucose regulation, IGR），血糖升高但尚未达到糖尿病诊断标准的时期，包括空腹血糖受损（impaired fasting glucose，IFG）、糖耐量受损（impaired glucose tolerance，IGT），二者可单独或合并出现。

中国是全球糖尿病患者人数最多的国家，根据已发表的全国性调查，过去 30 年来，中国糖尿病患病率急剧增加，1980 年不到 1%，2001 年为 5.5%，2008 年为 9.7%，2013 年为 10.9%。老年人、男性、城市居民、经济发达地区居民、超重和肥胖者的糖尿病患病率更高。2013 年调查中，估计中国糖尿病前期的患病率为 35.7%，远高于 2008 年调查估计的 15.5%。同样，老年人、男性、超重和肥胖者的糖尿病前期患病率更高。

IGT 不仅是糖尿病的危险人群，也是心血管疾病的危险因素。因此，糖尿病前期可以被认为是一种标志或分水岭，如出现则标志着将来发生心脑血管疾病、糖尿病、微血管病、肿瘤和痴呆等的危险性增高。IGT 阶段经生活方式干预是可以逆转和控制的，因此对 IGT 病人进行积极有效的干预治疗可预防 IGT 患者进展为糖尿病，可以降低其发病率。

（一）诊断标准

1. 临床表现

（1）症状：糖尿病前期一般临床症状不典型。可表现为食欲亢盛，腹胀，倦怠乏力等，多数患者在体检或因其他疾病检查时被发现。口服葡萄糖耐量试验（OGTT）确诊为糖尿病前期。不少患者常首先发现或兼有高血压、肥胖、血脂异常。

（2）体征：糖尿病前期多形体肥胖或超重，可表现为腰臀围比和体质指数（BMI）异常升高，其他体征不明显。

2. 诊断标准　参照《中国 2 型糖尿病防治指南》（2017 年版）。

（1）空腹血糖受损（IFG）：空腹静脉血浆血糖≥6.10mmol/L（110mg/dL）且<7.00mmol/L（126mg/dL）及负荷后 2 小时血糖<7.80mmol/L（140mg/dL）。

（2）糖耐量受损（IGT）：空腹静脉血浆血糖<7.00mmol/L（126mg/dL）及负荷后 2 小时血糖≥7.80mmol/L（140mg/dL）且<11.10mmol/L（200mg/dL）。

（二）鉴别诊断

女性需与多囊卵巢综合征（PCOS）相鉴别，PCOS 是以稀发排卵或无排卵、高雄激素或胰岛素抵抗、多囊卵巢为特征的内分泌紊乱症候群。其表现为外周组织胰岛素作用存在缺陷的同时存在胰岛素超敏反应，PCOS 患者往往同时存在高胰岛素血症与高雄激素血症。

（三）治疗原则

糖尿病前期重在预防，阻止疾病进一步发展为糖尿病。

1. IGT、IFG 人群的筛查 筛查人群为年龄≥45 岁者，特别是≥45 岁伴超重或肥胖者。如年龄<45 岁，有其他危险因素，如肥胖、糖尿病一级亲属、高危种族、巨大婴儿生产史或妊娠高血糖、高血压、血脂紊乱、曾为 IGT 或 IFG 者。如筛查正常，3 年后重复筛查。

2. 进行健康教育，强化生活方式干预 分析糖尿病前期患者健康教育需求，制定相应的健康教育策略，确定相应的较为丰富的、通俗易懂的健康教育内容，提高糖尿病高危人群的自我保健意识。生活方式干预可使糖尿病危险率降低 30%～58%。强化生活方式干预一般要求每日减少主食 100～150g，运动量增加 150 分钟/周；体重指数（BMI）达到或接近 24，或体重减少 5%～7%，每日减少总热量 1.67～2.09kJ。饱和脂肪酸摄入占总脂肪摄入的 30%以下。

3. 药物干预 对生活方式干预效果不满意的 IGT 患者，需考虑药物干预。常用的有双胍类药物、α-糖苷酶抑制剂和胰岛素增敏剂。

第二节 糖络病期

一、概述

糖尿病是一种危险因素多、发病机理复杂、病程伴随终身的慢性疾病。40 年来，随着我国人口老龄化与生活方式的变化，糖尿病患病率从 1980 年的 0.67%飙升至 2013 年的 10.4%。目前，糖尿病已成为发达国家死因构成中继心血管疾病和肿瘤之后的第三大慢性病，是心脏病、脑卒中、失明、肾功能衰竭和截肢的首要病因。随着我国老龄人口、城市人口的不断增加和生活方式的改变，糖尿病已成为严重的公共卫生问题。

糖尿病中医病名为糖络病，相关内容可见于"脾瘅""消瘅""消渴"等，指过食肥甘厚味而致湿热内生，蕴结于脾的一种病证。其主症为口甘、肥胖、舌苔厚腻、口吐浊唾涎沫，此外尚可见口中黏腻不爽、胸闷脘痞、不思饮食等症状，相当于肥胖型糖络病，脾瘅进一步发展可转为消渴。消瘅是以消瘦为主要特征的一类糖络病，患者往往体弱偏虚，并且病程始末均不出现肥胖，其发病多与遗传、体质、情志等因素相关，以脾虚胃热为核心病机，相当于消瘦型糖络病。

二、病因病机

糖络病的自然演变过程可分为郁、热、虚、损四个阶段。分为肥胖型（脾瘅）和消瘦型（消瘅）两大基本类型。

（一）中满内热是脾瘅核心病机

《素问·奇病论》云："此五气之溢也，名曰脾瘅……此肥美之所发也，此人必数食甘美而多肥也。肥者令人内热，甘者令人中满，故其气上溢，转为消渴。"此段经文不仅揭示了肥胖型糖络病由肥胖经脾瘅发为消渴的自然发展过程，也提示了中满内热是脾瘅阶段的核心病机。盖肥者腻，甘者滞，长期过食肥甘，胃纳太过，脾运不及，谷食壅滞中焦，形成中满；土壅则木郁，影响肝之疏泄，木不疏土，加剧中满，致积久化火，形成内热，波及脏腑则表现为肝热、胃热、肺热、肠热，或肝胃俱热、胃肠俱热等，从而发为脾瘅。

中满内热既有"中满"的表现——脘（胸）腹胀满，形体肥胖（腹型肥胖为主）；又表现肝、胆、胃、肠等脏腑内热之象，肝胃郁热是其主要表现形式。中满内热形成的根源是过食膏粱厚味，《素问·痹论》云："饮食自倍，肠胃乃伤。"过食肥甘，滞脾伤胃损肠，脾胃肠腑纳运传导失职，水谷堆聚，因而导致中焦壅满，化生内热等一系列变化，胃肠是病理形成的关键脏腑。

另外，临床中一部分脾瘅患者在尚未转化为糖络病的较长时间内，已出现明显虚象，部分甚至不经历糖络病而直接进入并发症阶段。对于这部分患者，先天脾胃虚弱或过食伤脾所致的脾虚是病机由实转虚的关键病理环节。饮食无节，嗜食醇甘厚味，致胃纳太过，脾之运化亦相对亢盛，初期尚能维持饮食水谷之正常纳运，不致堆积壅滞。长期过食，脾之负荷过重，运化不及，食滞于中，反伤脾气，致脾气渐亏，脾土虚弱。脾虚无力升清，精微不得布散，可见乏力、头昏、倦怠等；无力运化水液，水津不归正化，反聚湿生痰，痰、湿与膏、浊、瘀等蓄积日久，可损伤脏腑经脉，致变证百出；或因脾阳虚极，累及肾阳，终致脾肾阳虚，病至终末。故脾瘅阶段即出现虚象者，脾虚是其虚实机转的关键。

（二）脾虚胃热是消瘅核心病机

消瘅的发生与先天禀赋相关，《灵枢·五变》曰："五脏皆柔弱者，善病消瘅。"而五脏之中，肾为先天之本，脾为后天之本，故脏腑虚弱最关乎脾肾，如《灵枢·邪气脏腑病形》云："肾脉微小为消瘅。"肾虚则脏腑先天不足，功能低下，脾虚则运化无力，若饮食不慎或情志抑郁肝木克土，则更伤脾胃，令谷食难运，日久化热，可致阳土（胃土）有热，阴土（脾土）愈虚。《脾胃论》云："脾胃气虚，则下流于肾，阴火得以乘其土位"，因而脾肾更虚，邪火伏胃。肝脉挟胃，若胃中伏火邪波及肝木，可成肝热；"既脾胃气衰，元气不足，而心火独盛"（《脾胃论》），故心火易生。化热是消瘅形成的关键，内热既成，消瘅易发，正如《灵枢·五变》所述"其心刚，刚则多怒，怒则气上逆，胸中蓄积，血气逆流，髋皮充肌，血脉不行，转而为热，热则消肌肤，故为消瘅"。然消瘅之热非由实热而来，乃缘于脾肾之虚，如《脾胃论》云："脾胃虚则火邪乘之，而生大热。"其火邪为脾胃气虚下流于肾形成的阴火，虽见"大热"，实为虚火，脾肾两虚是其根本。

三、辨证论治

（一）治则治法

糖络病多因禀赋异常、过食肥甘、多坐少动，以及精神因素而成。病因复杂，变证多端，辨证当明确郁、热、虚、损等不同病程特点。本病初始多六郁相兼为病，宜辛开苦降，行气化痰。郁久化热，肝胃郁热者，宜开郁清胃；热盛者宜苦酸制甜，根据肺热、肠热、胃热诸证辨证治之。燥热伤阴，壮火食气终致气血阴阳俱虚，则须益气养血，滋阴补阳润燥。脉损、络损诸证更宜及早、全程治络，应根据不同病情选用辛香疏络、辛润通络、活血通络诸法，有利于提高临床疗效。

（二）分期辨证论治

1. 郁

（1）中土（脾胃）壅滞证

症状：腹型肥胖，脘腹胀满，嗳气、矢气频频，得嗳气、矢气后胀满缓解，大便量多，舌质淡红，舌体胖大，苔白厚，脉滑。

治法：行气导滞。

方药：厚朴三物汤（《金匮要略》）加减。厚朴、大黄、枳实。

加减：胸闷脘痞，痰涎量多加半夏、陈皮、橘红；腹胀甚，大便秘结加槟榔、牵牛子、莱菔子。

（2）肝郁气滞证

症状：情绪抑郁，喜太息，遇事易紧张，胁肋胀满，舌淡，苔薄白，脉弦。

治法：疏肝解郁。

方药：逍遥散（《太平惠民和剂局方》）加减。柴胡、当归、白芍、白术、茯苓、薄荷、生姜。

加减：纳呆加焦三仙；抑郁易怒加丹皮、赤芍；眠差加炒枣仁、五味子。

2. 热

（1）肝胃郁热证

症状：脘腹痞满，胸胁胀闷，面色红赤，形体偏胖，腹部胀大，心烦易怒，口干口苦，大便干，小便色黄，舌质红，苔黄，脉弦数。

治法：开郁清热。

方药：大柴胡汤（《伤寒论》）加减。柴胡、黄芩、半夏、枳实、白芍、大黄、生姜。

加减：舌苔厚腻，加化橘红、陈皮、茯苓；舌苔黄腻、脘痞，加五谷虫、红曲、生山楂；舌暗，舌底脉络瘀，加水蛭粉、桃仁。

（2）痰热互结证

症状：形体肥胖，腹部胀大，胸闷脘痞，口干口渴，喜冷饮，饮水量多，心烦口苦，大便干结，小便色黄，舌质红，舌体胖，苔黄腻，脉弦滑。

治法：清热化痰。

方药：小陷胸汤（《伤寒论》）加减。黄连、半夏、全瓜蒌、枳实。

加减：口渴喜饮加生牡蛎；腹部胀满加炒莱菔子、槟榔；不寐或少寐加竹茹、陈皮。

（3）肺胃热盛证

症状：口大渴，喜冷饮，饮水量多，易饥多食，汗出多，小便多，面色红赤，舌红，苔薄黄，脉洪大。

治法：清热泻火。

方药：白虎汤（《伤寒论》）加减或桑白皮汤（《古今医统》）合玉女煎（《景岳全书》）加减。石膏、知母、生甘草、桑白皮、黄芩、天冬、麦冬、南沙参。

加减：心烦加黄连；大便干结加大黄；乏力、汗出多加西洋参、乌梅、桑叶。

（4）胃肠实热证

症状：脘腹胀满，痞塞不适，大便秘结难行，口干口苦，或有口臭，口渴喜冷饮，饮水量多，多食易饥，舌红，苔黄，脉数有力，右关明显。

治法：清泄实热。

方药：大黄黄连泻心汤（《伤寒论》）加减或小承气汤（《伤寒论》）加减。大黄、黄连、枳实、石膏、葛根、玄明粉。

加减：口渴甚加天花粉、生牡蛎；大便干结不行加枳壳、厚朴，并增加大黄、玄明粉用量；大便干结如球状，加当归、首乌、生地黄；口舌生疮、心胸烦热，或齿、鼻出血，加黄芩、黄柏、栀子、蒲公英。

（5）肠道湿热证

症状：脘腹痞满，大便黏腻不爽，或臭秽难闻，小便色黄，口干不渴，或有口臭，舌红，舌体胖大，或边有齿痕，苔黄腻，脉滑数。

治法：清利湿热。

方药：葛根芩连汤（《伤寒论》）加减。葛根、黄连、黄芩、炙甘草。

加减：苔厚腐腻去炙甘草，加苍术；纳食不香，脘腹胀闷，四肢沉重加苍术、藿香、佩兰、炒薏苡仁；小便不畅，尿急、尿痛加黄柏、桂枝、知母；湿热下注肢体酸重加秦皮、威灵仙、防己；湿热伤阴加天花粉、生牡蛎。

（6）热毒炽盛证

症状：口渴引饮，心胸烦热，体生疖疮、痈、疽，或皮肤瘙痒，便干溲黄，舌红，苔黄。

治法：清热解毒。

方药：三黄汤（《千金翼方》）合五味消毒饮（《医宗金鉴》）加减。黄连、黄芩、生大黄、金银花、紫花地丁、连翘、栀子、鱼腥草。

加减：心中懊恼而烦，卧寐不安者，加栀子；皮肤瘙痒甚加苦参、地肤子、白鲜皮；痈疽疮疖焮热红肿甚加丹皮、赤芍、蒲公英。

3. 虚

（1）热盛伤津证

症状：口大渴，喜冷饮，饮水量多，汗多，乏力，易饥多食，尿频量多，口苦，溲赤便秘，舌干红，苔黄燥，脉洪大而虚。

治法：清热益气生津。

方药：白虎加人参汤（《伤寒论》）或消渴方（《丹溪心法》）加减。石膏、知母、太子参、天花粉、生地黄、黄连、葛根、麦冬、藕汁。

加减：口干渴甚加生牡蛎；便秘加玄参；热象重加黄连、黄芩，太子参易为西洋参；大汗出，乏力甚加浮小麦、乌梅、白芍。

（2）阴虚火旺证

症状：五心烦热，急躁易怒，口干口渴，时时汗出，少寐多梦，小便短赤，大便干，舌红赤，少苔，脉虚细数。

治法：滋阴降火。

方药：知柏地黄丸（《景岳全书》）加减。知母、黄柏、生地黄、山萸肉、山药、丹皮。

加减：失眠甚加夜交藤、炒枣仁；火热重加黄连、乌梅；大便秘结加玄参、当归。

（3）气阴两虚证

症状：消瘦，疲乏无力，易汗出，口干口苦，心悸失眠，舌红少津，苔薄白干或少苔，脉虚细数。

治法：益气养阴清热。

方药：生脉散（《医学启源》）合增液汤（《温病条辨》）加减。人参、生地黄、五味子、麦冬、玄参。

加减：口苦、大汗、舌红脉数等热象较著加黄连、黄柏；口干渴、舌干少苔等阴虚之象明显加石斛、天花粉、生牡蛎；乏力、自汗等气虚症状明显加黄芪。

（4）脾虚胃滞证

症状：心下痞满，呕恶纳呆，水谷不消，便溏，或肠鸣下利，干呕呃逆，舌淡胖苔腻，舌下络瘀，脉弦滑无力。

治法：辛开苦降，运脾理滞。

方药：半夏泻心汤（《伤寒论》）加减。半夏、黄芩、黄连、党参、干姜、炙甘草。

加减：腹泻甚易干姜为生姜；呕吐加苏叶、苏梗、旋覆花等；便秘加槟榔、枳实、大黄；瘀血内阻加水蛭粉、生大黄。

（5）上热下寒证

症状：心烦口苦，胃脘灼热，或呕吐，下利，手足及下肢冷甚，舌红，苔根部腐腻，舌下络脉瘀闭。

治法：清上温下。

方药：乌梅丸（《伤寒论》）加减。乌梅、黄连、黄柏、干姜、蜀椒、附子、当归、肉桂、党参。

加减：下寒甚重用肉桂；上热明显重用黄连，加用黄芩；虚象著重用党参，加黄芪；瘀血内阻加水蛭粉、桃仁、生大黄。

4. 损

（1）肝肾阴虚证

症状：小便频数，浑浊如膏，视物模糊，腰膝酸软，眩晕耳鸣，五心烦热，低热颧红，口干咽燥，多梦遗精，皮肤干燥，雀目，或蚊蝇飞舞，或失明，皮肤瘙痒，舌红少苔，脉细数。

治法：滋补肝肾。

方药：杞菊地黄丸（《医级》）加减。枸杞、菊花、熟地黄、山萸肉、山药、茯苓、丹皮、泽泻、女贞子、墨旱莲。

加减：视物模糊加茺蔚子、桑椹子；头晕加桑叶、天麻。

（2）阴阳两虚证

症状：小便频数，夜尿增多，浑浊如脂如膏，甚至饮一溲一，五心烦热，口干咽燥，神疲，耳轮干枯，面色黧黑；腰膝酸软无力，畏寒肢凉，四肢欠温，阳痿，下肢浮肿，甚则全身皆肿，舌质淡，苔白而干，脉沉细无力。

治法：滋阴补阳。

方药：金匮肾气丸（《金匮要略》）加减。制附子、桂枝、熟地黄、山萸肉、山药、泽泻、茯苓、丹皮。

加减：偏肾阳虚选右归饮（《景岳全书》）加减；偏肾阴虚选左归饮（《景岳全书》）加减。

（3）脾肾阳虚证

症状：腰膝酸冷，夜尿频，畏寒身冷，小便清长或小便不利，大便稀溏，或见浮肿，舌淡胖大，脉沉细。

治法：温补脾肾。

方药：附子理中丸（《伤寒论》）加减。制附子、干姜、人参、炒白术、炙甘草。

加减：偏于肾阳虚加用肉桂；偏于肾阴虚加用知母、生地黄；肾阳虚水肿甚加茯苓、泽泻利水消肿；兼心阳虚衰欲脱加山萸肉、肉桂，人参易为红参；水肿兼尿中大量泡沫加金樱子、芡实。

5. 兼证　除以上证候外，痰、湿、浊、瘀是本病常见的兼证，兼痰主要见于肥胖型糖络病患者，兼湿主要见于合并糖络病胃肠病变，兼浊主要见于糖络病血脂、血尿酸较高的患者，兼瘀主要见于合并糖络病血管病变。

（1）兼痰

症状：嗜食肥甘，形体肥胖，呕恶眩晕，恶心口黏，头重嗜睡，食油腻则加重，舌体胖大，苔白厚腻，脉滑。

治法：行气化痰。

方药：二陈汤（《太平惠民和剂局方》）加减。半夏、陈皮、茯苓、炙甘草、生姜、大枣。

（2）兼湿

症状：头重昏蒙，四肢沉重，遇阴雨天加重，倦怠嗜卧，脘腹胀满，食少纳呆，大便溏泄或黏滞不爽，小便不利，舌胖大，边齿痕，苔腻，脉弦滑。

治法：燥湿健脾。

方药：平胃散（《太平惠民和剂局方》）加减。苍术、厚朴、陈皮、甘草、茯苓。

（3）兼浊

症状：腹部肥胖，实验室检查血脂或血尿酸升高，或伴脂肪肝，舌胖大，苔腐腻，脉滑。

治法：消膏降浊。

方药：消膏降浊方加减。红曲、五谷虫、生山楂、西红花、威灵仙。

（4）兼瘀

症状：肢体麻木或疼痛，胸闷刺痛，或中风偏瘫，语言謇涩，或眼底出血，或下肢紫暗，唇舌紫暗，舌有瘀斑或舌下青筋暴露，苔薄白，脉弦涩。

治法：活血化瘀。

方药：桃红四物汤（《医宗金鉴》）加减，以眼底或肾脏络脉病变为主者，宜抵当汤（《伤寒论》）加减。桃仁、红花、川芎、当归、生地黄、白芍、酒大黄、水蛭。

四、其他治疗方法

（一）控制饮食

坚持做到控制总量、调整结构、吃序正确；素食为主、其他为辅、营养均衡；进餐时先喝汤、吃青菜，快饱时再吃些主食、肉类。在平衡膳食的基础上，根据病人体质的寒热虚实选择相应的食物，火热者选用清凉类食物，如苦瓜、蒲公英、苦菜、苦杏仁等；虚寒者选用温补类食物，如生姜、干姜、肉桂、花椒做调味品炖羊肉、牛肉等；阴虚者选用养阴类食物，如黄瓜、西葫芦、丝瓜、百合、生菜等；大便干结者选黑芝麻、菠菜、茄子、胡萝卜汁、白萝卜汁；胃脘满闷者选凉拌苏叶、荷叶、陈皮丝；小便频数者选核桃肉、山药、莲子；肥胖者采用低热量、粗纤维的减肥食谱，常吃粗粮杂粮等有利于减肥的食物。针对糖络病不同并发症常需要不同的饮食调摄，如糖络病神经源性膀胱患者晚餐后减少水分摄入量，睡前排空膀胱；合并皮肤瘙痒症、手足癣者应控制烟酒、浓茶、辛辣、海鲜发物等刺激性饮食；合并脂代谢紊乱者可用菊花、决明子、枸杞、山楂等药物泡水代茶饮。

糖络病患者可根据自身情况选用相应饮食疗法及药膳进行自我保健。当出现并发症时，按并发症饮食原则进食。

（二）合理运动

坚持缓慢、适量的运动原则，应循序渐进、量力而行、动中有静、劳逸结合，将其纳入日常生活中。青壮年患者或体质较好者可以选择比较剧烈的运动项目，中老年患者或体质较弱者可选用比较温和的运动项目，不适合户外锻炼者可练吐纳呼吸或打坐功；八段锦、太极拳、五禽戏等养身调心传统的锻炼方式适宜大部分患者；有并发症的患者原则上避免剧烈运动。

（三）心理调摄

糖络病患者应正确认识和对待疾病，修身养性，陶冶性情，保持心情舒畅，配合医生进行合理的治疗和监测。

（四）中成药

中成药的选用必须适合该品种的证型，切忌盲目使用。建议选用无糖颗粒剂、胶囊剂、浓缩丸或片剂。

1. 天芪降糖胶囊　用于糖络病气阴两虚证，一次 5 粒，一日 3 次。

2. 津力达颗粒　用于糖络病气阴两虚证，一次 9g，一日 3 次。

3. 消渴丸　用于糖络病气阴两虚证，一次 5 ~ 10 丸，一日 2 ~ 3 次，饭前 15 ~ 20 分钟用。

4. 杞药消渴口服液　用于糖络病气阴两虚证，一次 10mL，一日 3 次。

（五）针灸

1. 体针　对糖络病患者进行针法治疗时要严格消毒。针法调节血糖的常用处方如下。

（1）上消（肺热津伤）处方

主穴：肺俞、脾俞、胰俞、尺泽、曲池、廉泉、承浆、足三里、三阴交。

配穴：烦渴、口干加金津、玉液。

（2）中消（胃热炽盛）处方

主穴：脾俞、胃俞、胰俞、足三里、三阴交、内庭、中脘、阴陵泉、曲池、合谷。

配穴：大便秘结加天枢、支沟。

（3）下消（肾阴亏虚）处方

主穴：肾俞、关元、三阴交、太溪。

配穴：视物模糊加太冲、光明。

（4）下消（阴阳两虚）处方：气海、关元、肾俞、命门、三阴交、太溪、复溜。

2. 耳针　耳针、耳穴贴压以内分泌、肾上腺等穴位为主。耳针疗法取穴胰、内分泌、肾上腺、缘中、三焦、肾、神门、心、肝，配穴偏上消者加肺、渴点；偏中消者加脾、胃；偏下消者加膀胱。

（六）按摩

肥胖或超重患者可腹部按摩中脘、水分、气海、关元、天枢、水道等。点穴减肥常取合谷、内关、足三里、三阴交。也可推拿面颈部、胸背部、臀部、四肢等部位以摩、揉、按、捏、拿、合、分、轻拍等手法。

附：西医诊断和治疗

糖尿病在西医看来是由于胰岛素分泌绝对或相对不足（胰岛素分泌缺陷），以及机体靶组织或靶器官对胰岛素敏感性降低（胰岛素作用缺陷）引起的以血糖水平升高，可伴有血脂异常等为特征的代谢性疾病。临床特征为多饮、多食、多尿及消瘦，同时伴有脂肪、蛋白质、水和电解质等代谢障碍，且可以并发眼、肾、神经、心脑血管等多脏器和组织的慢性损害，引起其功能障碍及衰竭。病情严重或应激时可以发生急性代谢紊乱，如糖尿病酮症酸中毒、高渗性昏迷和乳酸性酸中毒等危及生命。

（一）诊断标准

按照 1999 年 WHO 专家咨询委员会的糖尿病的分类与诊断标准。

①糖尿病症状加随机血糖≥11.1mmol/L；②空腹血糖≥7.0mmol/L；③OGTT2h 血糖≥11.1mmol/L，可诊断为糖尿病。

注：在无引起急性代谢失代偿的高血糖情况下，应在另日重复上述指标中任何一项，以确证糖尿病的诊断。

（二）鉴别诊断

注意鉴别其他原因所致尿糖阳性。

甲亢、胃空肠吻合术后，因碳水化合物在肠道吸收快，可引起进食后 0.5~1 小时血糖过高，出现糖尿，但 FPG 和 2hPG 正常。严重肝病时肝糖原合成受阻，肝糖原贮存减少，进食后 0.5~1 小时血糖过高，出现糖尿，但 FPG 偏低，餐后 2~3 小时血糖正常或低于正常。

（三）西医治疗原则

1. 糖尿病患者的教育。
2. 饮食治疗是各型糖尿病的基础治疗。
3. 运动治疗是糖尿病期的基本治疗措施。可提高胰岛素的敏感性，并有降糖、降压、减肥作用。
4. 口服降糖药物治疗，如磺脲类、双胍类、α-葡萄糖苷酶抑制剂、胰岛素增敏剂、非磺脲类促胰岛素分泌物、其他口服降糖药物。
5. 胰岛素治疗。

参 考 文 献

［1］童于真，童南伟．中国成人2型糖尿病预防的专家共识精要［J］．中国实用内科杂志，2014，34（07）：671-677.

［2］仝小林．中医临床诊疗指南释义．糖尿病分册［M］．北京：中国中医药出版社，2017：1-2.

［3］中华医学会糖尿病分会．中国2型糖尿病防治指南（2017年版）［J］．中国实用内科杂志，2018，38（04）：292-344.

［4］中华中医药学会．糖尿病中医防治指南［M］．北京：中国中医药出版社，2007：1-3.

［5］仝小林．糖尿病中医药临床循证实践指南［M］．北京：科学出版社，2016：6-8.

［6］贾伟平．中国2型糖尿病防治指南（2017年版）［J］．中华糖尿病杂志，2018，10（1）：4-67.

第三章　糖络病络病 ▷▷▷▷

糖络病日久易累及肾、眼、周围神经等微血管以及心脏、脑、下肢等大血管。古代已认识到消渴日久可变生肾病水肿（肾病）、雀盲（视网膜病变）、仆击（脑血管病）等，但缺乏系统理论认知，对其论治分散于各病症中。根据这些变证发生、发展特点，将其归于络病范畴，涵盖微血管（络脉）和大血管（脉络）病变，本章介绍络病（微血管）并发症。

第一节　糖络病肾病

一、概述

唐代王焘《外台秘要》中有"肾消病"病名，其描述与糖络病肾病关系较为密切，其援引隋代甄立言《古今录验方》中记载："消渴，病有三……渴而饮水不能多，小便数，阴痿弱，但腿肿，脚先瘦小，此肾消病也。"《卫生家宝方》中述："疾久之，或变为水肿，或发背疮……至死不救。"指出病久可转变为水肿，且病情严重；其又言："久则其病变为小便频数，其色如浓油，上有浮膜……是恶候也。"指出合并尿浊系危重恶候。《证治要诀》云："三消久而小便不臭，反作甜气，在溺桶中滚涌，其病为重，更有浮在溺面如猪脂，溅在桶边如柏烛泪，此精不禁，真元竭矣。"刘河间《三消论》亦云："若渴而饮水不绝，腿消瘦，而小便有脂液者，饮一溲二，其小溲如膏油，即膈消，消中之传变。"其腿肿、小便淋浊、有脂液等均可见于糖络病肾病。糖络病肾病属于中医学"尿浊""水肿""关格""虚劳"等病证的范畴。

二、病因病机

糖络病肾病病机与单纯糖络病相比，既具有连续性，又具有特殊性，是在糖络病气阴两虚、燥热内盛的基础上发展而来，加之饮食不节、情志失调、劳逸过度、外感六淫等因素，脏腑功能虚损，阴阳气血失调，必导致肾精亏损、局部络脉瘀阻而成肾络痹阻；发展至中晚期，由于脏腑功能的进一步受损，尿中蛋白外漏进一步增加，肾精亏损更加严重，而病理产物积聚，渐成痰、湿、瘀、浊、饮等产物，累及其他脏腑，变证蜂起。

"元精化为气是谓元气，由精而化也"，元精亏耗，诸气不足，每多见气虚之证，表现为乏力倦怠、少气懒言等症；气虚不能固涩，则在肾病早期即有精微外泄；气虚推动无力，血运不行，则成肾络微型癥瘕。乙癸同源，肝肾不足，可见五心烦热，精血不能上呈濡养诸窍而视物模糊、耳聋耳鸣、头晕目眩。

随病情进展，气虚及阳，日久阳气不足，即所谓"元精失则元气不生，元阳不见"。在气虚的基础上出现脾肾阳虚，可见畏寒肢冷，腰腿冷痛；脾主固摄，肾司开阖，脾肾阳虚而精微不固，开阖失司，可见大量蛋白尿，夜尿频多或尿少难出。脾失健运，肾精亏损、肾失温化，水湿内停，泛溢肌肤则周身浮肿，潴留于胸、腹则出现胸水、腹水，聚集不化则成痰饮；阳气不温，寒凝血滞，络脉瘀阻进一步加重，而出现痰、湿、瘀互结之标实证。病变发展至此，虚者更虚，实者愈实，因虚致实，虚气留滞。

进入疾病终末期，迁延日久，精微大量外漏，痰、湿、瘀、浊胶结于肾络，导致肾精虚损加重，气、血、阴、阳俱虚，气不运浊，阳不化浊，则浊毒内蕴，终成气血阴阳俱虚而热、浊、毒、瘀互结之本虚标实之证。该阶段肾用失司，浊毒内阻，甚则上下格拒，变证蜂起。浊毒上泛，胃失和降则恶心呕吐、食欲不振；水饮凌心射肺，则心悸气短、胸闷喘憋不能平卧；溺毒入脑，则神志恍惚、意识不清，甚则昏迷不醒；肾元衰竭，浊邪壅塞三焦，肾关不开则少尿或无尿，并见呕恶，即为关格。

三、辨证论治

（一）治则治法

糖络病肾病是本虚标实之证，累及多个脏腑，但肾为根本。肾病患者早期即存在肾亏之象，可表现为肾阴亏虚、肾气亏虚、肾阳不足、肾阴阳不足，但肾精亏虚为其共有病机，也是产生湿、痰、瘀、饮、浊等邪实的根源。在肾病的整个过程中，虚是使动因素，瘀是全程表现，浊是最终结局。因此糖络病肾病的治疗当以虚实兼顾，标本同治为基本原则，益气养阴，补肾填精，活血通络为治疗大法，结合不同时期的证候特点，进行相应的辨证治疗。气虚无以固涩，精微渗出，当以益气固涩为要；阴虚内热灼伤络脉，当以养阴清热为法；血虚不能濡养经络，燥热内生，则以凉血、活血、养血为要；阳虚不能化浊排毒，浊毒内蕴，当采用温阳化浊，通腑泄浊之法；至后期发生浊毒致病，变证蜂起，犯胃呕吐则以化湿降浊，和胃降逆为主，凌心射肺则以温阳利水，泻肺平喘为先；肾脉瘀滞，血行不畅，络脉损伤，同时脾肾阳气虚衰，固涩不能，则精微物质大量外漏，当以填精通络、温阳益气、收敛固涩、活血化瘀为主。

（二）分期辨证论治

由于糖络病肾病属于糖络病发展到"郁、热、虚、损"中"损"的阶段，主要表现为肾气亏损，肾络瘀滞。就病程而言，早期，肾气亏虚，无以封藏，精微下漏，则出现微量蛋白尿。中期，随着病情进一步发展，肾气亏虚更重，无力固摄精微，微量蛋白尿逐渐转为大量蛋白尿；肾虚无以气化，水液不得输布则见肢体水肿；气虚无力运行血液，血液瘀滞则见皮肤色黯，肌肤甲错，舌底瘀滞；肾气亏虚，腰府失养则见腰膝酸痛，神疲乏力。晚期，血行瘀滞，水液停聚，痰浊内生，日久化为浊毒进一步损伤肾络，终致肾衰竭。

1. 主证

（1）气阴两虚证

症状：尿浊，神疲乏力，气短懒言，咽干口燥，头晕多梦，或尿频尿多，手足心热，心悸不宁，舌体瘦薄，质红或淡红，苔少而干，脉沉细无力。

治法：益气养阴。

方药：参芪地黄汤（《沈氏尊生书》）加减。党参、黄芪、茯苓、熟地黄、山药、山萸肉、丹皮、泽泻。

（2）肝肾阴虚证

症状：尿浊，眩晕耳鸣，五心烦热，腰膝酸痛，两目干涩，小便短少，舌红少苔，脉细数。

治法：滋补肝肾。

方药：杞菊地黄丸（《医级》）或六味地黄丸（《小儿药证直诀》）加减。枸杞、菊花、熟地黄、山萸肉、山药、茯苓、泽泻、丹皮。

（3）气血两虚证

症状：尿浊，神疲乏力，气短懒言，面色㿠白或萎黄，头晕目眩，唇甲色淡，心悸失眠，腰膝酸痛，舌淡脉弱。

治法：补气养血。

方药：当归补血汤（《兰室秘藏》）合济生肾气丸（《济生方》）加减。黄芪、当归、附子、肉桂、熟地黄、山药、山萸肉、茯苓、丹皮、泽泻。

（4）脾肾阳虚证

症状：尿浊，神疲畏寒，腰膝酸冷，肢体浮肿，下肢尤甚，面色苍白，小便清长，夜尿增多，或五更泄泻，舌淡体胖有齿痕，脉沉迟无力。

治法：温肾健脾。

方药：附子理中丸（《太平惠民和剂局方》）合真武汤（《伤寒论》）或大黄附子汤（《金匮要略》）加减。附子、干姜、党参、白术、茯苓、白芍、甘草。

2. 兼证

（1）湿热证

症状：兼见胸满烦闷，纳呆泛恶，小便灼热涩痛，口苦口黏，头沉重，大便黏腻，舌苔黄腻，脉滑数。

治法：清热利湿。

方药：薏苡附子败酱散合四妙丸（《成方便读》）或龙胆泻肝汤（《医方集解》）加减。薏苡仁、附子、败酱草、黄柏、苍术、牛膝、黄芩、车前子、柴胡、滑石、大黄、栀子、泽泻、生地黄。

（2）血瘀证

症状：兼见舌色紫暗，舌下静脉迂曲，瘀点瘀斑，脉沉弦涩。

治法：活血化瘀。

方药：桃红四物汤（《玉机微义》）或抵当汤（《伤寒论》）加减。桃仁、红花、大黄、水蛭、柴胡、当归、生地黄、赤芍、枳壳、连翘、葛根。

（3）阴虚阳亢证

症状：兼见头晕头痛，口苦目眩，脉弦有力。

治法：镇肝息风。

方药：镇肝息风汤（《医学衷中参西录》）或天麻钩藤饮（《杂病证治新义》）加减。怀牛膝、代赭石、生龙骨、生牡蛎、生龟板、天麻、钩藤、芍药、玄参、天冬、川楝子、生麦芽、茵陈、甘草。

3. 变证

（1）浊毒犯胃证

症状：恶心呕吐频发，头晕目眩，周身水肿，或小便不行，舌质淡暗，苔白腻，脉沉弦或沉滑。

治法：降逆化浊。

方药：旋覆代赭汤（《伤寒论》）合小半夏加茯苓汤（《金匮要略》）或黄连温胆汤（《六因条辨》）加减。旋覆花、代赭石、甘草、党参、半夏、生姜、大枣、猪苓、茯苓、泽泻、白术、桂枝。

（2）溺毒入脑证

症状：神志恍惚，目光呆滞，甚则昏迷，或突发抽搐，鼻衄齿衄，舌质淡紫有齿痕，苔白厚腐腻，脉沉弦滑数。

治法：开窍醒神，镇惊息风。

方药：石菖蒲郁金汤（《温病全书》）送服安宫牛黄丸（《温病条辨》）加减。石菖蒲、郁金、栀子、连翘、竹叶、竹沥、灯心草、菊花、丹皮。

（3）水气凌心证

症状：气喘不能平卧，心悸怔忡，肢体浮肿，下肢尤甚，咳吐稀白痰，舌淡胖，苔白滑，脉细小短促无根或结代。

治法：温阳利水，泻肺平喘。

方药：葶苈大枣泻肺汤（《金匮要略》）合五苓散（《伤寒论》）或生脉散（《医方考》）加减。葶苈子、大枣、茯苓、桂枝、泽泻、白术、桂枝、甘草、附子、干姜、黄芪、麦冬、五味子。

（三）靶方靶药

糖络病肾病患者临床上常见主症多为乏力、畏寒、水肿、皮肤瘙痒、呕吐等。在辨证的基础上，针对不同主症，使用症靶药，可以提高疗效。

1. 乏力　本症多是气虚所致，故予以益气之药，黄芪入肺胃而补气，专补胸中大气，张锡纯言其补气之功最优，为补药之长，临床可根据患者乏力程度，灵活施量，一般可用 30~120g。

2. 畏寒　气虚伤阳者，多有畏寒之症，糖络病肾病畏寒者多因肾阳不足所致，临床常予附子、红参、淫羊藿相伍，其中人参大补元气而培元，淫羊藿功专补肾而扶阳，附子温命火而消阴霾。

3. 水肿　气化不利，血行不畅，停聚而为水饮，患者可见足跗水肿甚则全身漫肿，常予茯苓、猪苓、泽泻以健脾渗湿利水，其中茯苓利水燥土，泻饮消痰；猪苓行水泄滞，开腠发汗；泽泻善走水腑而开癃闭，利水迅速。水肿严重者，茯苓、猪苓可用至150g 以上，或酌加商陆、大戟等泻下逐水药以缓水急。

4. 呕吐　以呕吐为主症者，多见于糖络病肾病晚期，此时浊毒扰胃，胃气上逆而呕吐，多予旋覆花、代赭石、半夏等药物，其中旋覆花涤瘀浊而下气逆，代赭石重坠而降逆气，半夏降浊阴而止呕吐并常配伍生姜辛开苦降。

5. 皮肤瘙痒　多为血糖过高或糖络病肾病晚期浊毒内蕴者，糖毒、浊毒犯及肌肤，故皮肤瘙痒难耐，常以白鲜皮、地肤子、苦参相伍，三药相合除疥而杀虫止痒，常用剂量为 15~30g，或外用泡澡方（麻黄、桂枝、川芎、透骨草、艾叶、葱白、生姜）泡浴，以皮肤微微汗出为度，使糖浊之毒随汗液外泄而止痒。

四、其他治疗方法

（一）中成药

中成药的选用必须适合其中医证型，切勿盲目使用。建议选用无糖颗粒剂、胶囊剂、浓缩丸或片剂。

1. 芪药消渴胶囊　用于气阴不足证，口服，一次 6 粒，一天 3 次。

2. 三黄益肾颗粒　用于糖络病肾病气阴两虚、血瘀湿浊证，冲服，一次 1 袋，一天 2 次。

3. 步长脑心通胶囊　用于血瘀证，口服，一次 3 粒，一天 3 次。

4. 金水宝胶囊　用于慢性肾功能不全肺肾两虚证，口服，一次 3 粒，一天 3 次。

5. 芪蛭降糖胶囊　用于糖络病肾病脾肾气血两虚、血瘀气滞证，口服，一次 5 粒，一天 3 次。

6. 黄葵胶囊　用于慢性肾炎湿热证，口服，一次 5 粒，一天 3 次。

7. 肾炎康复片　用于糖络病肾病气阴两虚、脾肾不足证，口服，一次 5 片，一天 3 次。

8. 百令胶囊　用于慢性肾功能不全肺肾两虚证，口服，一次 1~2.5g，一天 3 次。

（二）综合治疗

糖络病肾病的中医治疗除中药内服外，尚有中药保留灌肠、直肠滴注、穴位贴敷等治疗方法。

1. 中药灌肠方一 药用白花蛇舌草、生牡蛎、蒲公英、生大黄各 30g。100mL 保留灌肠，灌肠后保留 2 小时以上，每日 1 次。2 周为一疗程，治疗 4 个疗程。

2. 中药灌肠方二 生大黄、煅牡蛎、制附子、丹皮、槐米各 30g。煎汁 250mL，1~2 次/天，共治疗 4 周。

3. 自拟蠲白汤直肠滴注。适用于气阴两虚、湿瘀内阻证。

组成：大黄、黄芪、丹参、红花、薏苡仁、茯苓、泽泻、枳壳、生地黄。兼见面有瘀斑，肢体刺痛、痛处固定不移等偏瘀血者，加用泽兰、当归；兼见头身困重、肢体浮肿、尿多浊沫等偏湿浊者，加用萆薢、土茯苓。

用法：每剂中药浓煎取汁 300mL，过滤，装瓶备用。每晚 9 时令患者取左侧卧位，将 150mL 药液加热至 36~40℃，连接一次性输液器及 16~18 号导尿管，将导尿管插入肛门 20~30cm，调节输液瓶液面距肛门距离为 30~40cm，以 40~50 滴/分滴注。滴注完毕后，令患者平卧，臀部抬高 5~10cm，保留药液 1 小时以上。28 天为一疗程。

五、预后转归

糖络病肾病在早期（微量蛋白尿期）仍有 20%~30% 的患者可以逆转为尿微量白蛋白阴性，但是大部分患者，尤其在没有规律控制血糖及高血压的情况下，糖络病肾病是呈缓慢进展趋势的，逐渐进入糖络病肾病晚期、肾功能不全阶段，易出现离子紊乱、急性心脑血管疾病、感染等急性并发症，预后不良。

附：西医诊断和治疗

糖尿病肾病（diabetic nephropathy，DN）是慢性高血糖所致的临床上以持续性白蛋白尿和（或）肾小球滤过率（glomerular filtration rate，GFR）进行性下降为主要特征的肾脏损害，病变可累及全肾，包括肾小球、肾小管肾间质、肾血管等。早期多表现为微量蛋白尿，病久可出现大量蛋白尿，最终出现肾功能衰竭。

糖尿病肾病是糖尿病最主要的微血管并发症之一，是目前引起终末期肾病（end-stage renal disease，ESRD）的首要原因。国外研究资料显示，20 年以上病程的糖尿病肾病患者发展为 ESRD 的发生率为 40.8/1000，需要进行透析或移植等肾脏替代治疗。我国糖尿病肾病的患病率亦呈快速增长趋势，2009 至 2012 年我国 2 型糖尿病患者的糖尿病肾病患病率在社区患者中为 30%~50%，在住院患者中为 40% 左右。糖尿病肾病起病隐匿，一旦进入大量蛋白尿期后，进展至 ESRD 的速度大约为其他肾脏病变的 14 倍，因此早期诊断、预防与延缓糖尿病肾病的发生发展对提高糖尿病患者存活率，改善其生活质量具有重要意义。

（一）诊断标准

1. 病理诊断 参照 2010 年《美国肾脏病杂志》发布的糖尿病肾病病理诊断标准。DN 的病理分型共分 4 型：

Ⅰ型：轻度或非特异性光镜改变，电镜显示基底膜（GBM）增厚，GBM>395nm

（女性），GBM>430nm（男性）；

  Ⅱa型：轻度系膜增生，镜下系膜增生>25%，系膜增生面积<毛细血管袢腔面积；

  Ⅱb型：重度系膜增生，镜下系膜增生>25%，系膜增生面积>毛细血管袢腔面积；

  Ⅲ型：结节性硬化，出现K-W结节，至少有一个确定的K-W结节；

  Ⅳ型：晚期糖尿病肾小球硬化，肾小球硬化>50%。

  2. 临床诊断标准 对于1型与2型糖尿病患者，符合下面任意一项者可考虑为糖尿病肾脏病变：

  （1）大量白蛋白尿；

  （2）糖尿病视网膜病变伴任何一期慢性肾脏病；

  （3）在10年以上糖尿病病程的1型糖尿病中出现微量白蛋白尿。

  尿白蛋白排泄异常的定义见表3-1。

表3-1 尿白蛋白排泄异常

尿白蛋白排泄	单次样本 ACR（mg/g）	24h样本 24h UAE（mg/24h）	某时段样本 UAE（μg/min）
正常白蛋白尿	<30	<30	<20
微量白蛋白尿	30~300	30~300	20~200
大量白蛋白尿	>300	>300	>200

  注：ACR为尿微量白蛋白/尿肌酐；UAE为尿微量白蛋白排泄率。

  慢性肾脏病（chronic kidney disease，CKD）是指肾损害≥3个月，有或无GFR降低。肾损害系指肾脏的结构或功能异常，表现为下列之一：①肾脏病理形态学异常；②具备肾损害的指标，包括血、尿成分异常或肾脏影像学检查异常。CKD诊断标准：GFR<60mL/（min·1.73m^2）超过3个月，有或无肾损害表现。

  3. 西医疾病分期

  （1）蛋白尿分期：根据2014年出版的专家共识，糖尿病肾病的临床分期可以参照1型糖尿病患者糖尿病肾病Mogensen分期：

  Ⅰ期：急性肾小球高滤过期，肾小球入球小动脉扩张，肾小球内压增加，GFR升高，伴或不伴肾体积增大。

  Ⅱ期：正常白蛋白尿期，UAE正常（<20μg/min或<30mg/24h）（如休息时），或呈间歇性微量白蛋白尿（如运动后、应激状态），病理检查可发现肾小球基底膜轻度增厚。

  Ⅲ期：早期糖尿病肾病期（UAE20~200μg/min或30~300mg/24h），以持续性微量白蛋白尿为标志，病理检查肾小球基底膜（GBM）增厚及系膜进一步增宽。

  Ⅳ期：临床（显性）糖尿病肾病期，进展性显性白蛋白尿，部分可进展为肾病综合征，病理检查肾小球病变更重，如肾小球硬化、灶性肾小管萎缩及间质纤维化。

  Ⅴ期：肾衰竭期。

（2）肾功能分期：糖尿病肾病诊断确定后，应根据 eGFR* 进一步判断肾功能水平，见表 3-2。

表 3-2　肾功能分期

CKD 分期	肾脏损害程度	eGFR [mL／（min·1.73m²）]
1 期	肾脏损伤伴 eGFR 正常	≥90
2 期	肾脏损伤伴 eGFR 轻度下降	60~89
3a 期	eGFR 轻中度下降	45~59
3b 期	eGFR 中重度下降	30~44
4 期	eGFR 重度度下降	15~29
5 期	肾衰竭	<15 或透析

注：* eGFR 指估算肾小球滤过率，推荐使用中国人改良 MDRD 公式或 CKD-EPI 公式计算。

（二）西医学鉴别诊断

糖尿病肾病具有糖尿病和肾病两种表现，结合实验室及病理检查常可明确诊断。确诊糖尿病肾病之前应除外其他肾脏疾病，必要时应行肾脏穿刺活检以明确诊断。

1. 糖尿病合并非糖尿病肾病（non-diabetic renal disease，NDRD）

（1）糖尿病病程较短；

（2）单纯肾源性血尿或蛋白尿伴血尿；

（3）短期内肾功能迅速恶化；

（4）不伴视网膜病变；

（5）突然出现水肿和大量蛋白尿而肾功能正常；

（6）显著肾小管功能减退；

（7）合并明显的异常管型。

鉴别困难时进行肾脏穿刺活检。

2. 其他原因导致的尿蛋白排泄异常　剧烈运动、发热、泌尿系感染、妊娠、原发性高血压、心功能不全等均可引起尿蛋白增加，可通过详细询问病史，长期随访，结合临床表现及实验室检查协助诊断。

（三）西医治疗原则

糖尿病肾病的治疗分为两个阶段：第一阶段为糖尿病肾病的早期预防，在出现微量蛋白尿的糖尿病患者中，予以糖尿病肾病治疗，包括控制血糖、控制血压及纠正脂代谢紊乱。其目的在于减少或延缓大量蛋白尿的出现。第二阶段为预防或延缓肾功能不全的发生或进展。主要包括肾功能不全的营养、对症治疗以及肾脏替代治疗或肾移植。

第二节　糖络病眼病

一、概述

糖络病眼病根据视觉变化及视力下降情况等，可将其纳入中医眼科"视瞻昏渺""暴盲""云雾移睛""血灌瞳神"等范畴。古代中医对糖络病眼病虽无明确记载，但对其相关内容的记载散见于其他病证中，《河间六书》指出："可变为雀目或内障。"金代医家张子和在《儒门事亲》中指出，"可变为雀目或内障""夫消渴者，多变聋盲"。认为此类病证，燥热伤阴为其主要病机；明代王肯堂所著《证治准绳》亦云："三消久之，精气虚亏，则目无所见。"认为本病为精血亏虚、目失所养而成。

二、病因病机

消瘦型糖络病（消瘅），因热伤血络，络损血溢，留而为瘀，或火热灼津，津亏血瘀，或因久病入络，血瘀络损，终致瘀血阻滞，络脉损伤。眼络损伤，则见出血、昏盲、雀目等。消瘅眼病为本虚标实之证，以阴虚为本，燥热为标。久病伤阴或素体阴虚，虚火内生上炎于目；或气阴两虚，目失所养；或因虚致瘀，目络不畅；或肝肾两虚，目失濡养所致。

肥胖型糖络病（脾瘅），因中焦壅满，膏、脂、痰、浊蓄积体内，可积聚脏腑，亦可随血脉循行，沉积于脉络，阻碍血行，致瘀血内生；同时瘀血又可与膏、浊、痰等裹挟胶着，进一步沉积脉络，阻塞血运；如此循环反复，以致痰瘀痼结，损伤脉络。加之热伤血络，以致络脉形损，功能障碍，瘀毒又生。眼络损伤，可致视瞻昏渺、目盲、出血等，故瘀毒所致络脉损伤是导致络脉并发症的关键。脾瘅发展到眼络受损阶段，痰毒、湿毒、瘀毒等标实之邪既存，虚实夹杂；同时络损伤阳，伤脾肾之阳，存在正气亏损，多以阳损为主，而脾肾阳虚、瘀阻脉络、脉络受损为共同病理基础。

三、辨证论治

（一）治则治法

糖络病眼病以眼底出血、渗出、水肿、增殖为主要临床表现。其主要病机为气血阴阳失调，以气阴两虚、肝肾不足，阴阳两虚为本，脉络瘀阻、痰浊凝滞为标。以益气养阴，滋养肝肾，阴阳双补治其本；通络明目，活血化瘀，化痰散结治其标。临证要全身辨证与眼局部辨证结合。首当辨全身虚实、寒热，根据眼底出血时间，酌加化瘀通络之品。早期出血以凉血化瘀为主，出血停止两周后以活血化痰为主，后期加用化痰软坚散结之剂。微血管瘤、水肿、渗出等随症加减。

（二）辨证论治

1. 阴津不足，燥热内生证

主症：眼花目眩，目睛干涩，口渴多饮，口干咽燥，消谷善饥，大便干结，小便黄赤；舌质红，苔微黄，脉细数。多见于糖络病视网膜病变的第 I ~ III 期。

治法：养阴生津，凉血润燥。

方药：玉泉丸合知柏地黄丸加减。葛根、天花粉、生地黄、麦冬、五味子、糯米、甘草、知母、黄柏、熟地黄、山茱萸、山药、茯苓、泽泻、丹皮。

加减：若眼底以微血管瘤为主，可加丹参、郁金凉血化瘀；出血明显者，可加生蒲黄、旱莲草、牛膝止血活血，引血下行；有硬性渗出者，可加浙贝母、海藻、昆布清热消痰，软坚散结。

2. 气阴两虚，络脉瘀阻证

主症：视力下降，或眼前有黑影飘动，眼底可见视网膜、黄斑水肿，视网膜渗出、出血等；面色少华，神疲乏力，少气懒言，咽干，自汗，五心烦热，舌黯，脉虚无力。

治法：益气养阴，活血化瘀。

方药：密蒙花方。生黄芪、密蒙花、黄连、肉桂、女贞子、乌梅、益母草。

加减：眼底以微血管瘤为主，加丹参、郁金、丹皮；伴有黄斑水肿，酌加薏苡仁、车前子。

3. 肝肾亏虚，目络失养证

主症：视物模糊或变形，目睛干涩，视网膜病变多为 III ~ IV 期，头晕耳鸣，腰膝酸软，肢体麻木，大便干结，舌暗红少苔，脉细涩。

治法：滋补肝肾，润燥通络。

方药：六味地黄丸加减。熟地黄、山茱萸、山药、泽泻、丹皮、茯苓。

加减：视网膜出血量多、色红，有发展趋势者可合用生蒲黄汤；出血静止期，则可合用桃红四物汤；出血久不吸收者，加浙贝母、海藻、昆布。

4. 脾失健运，水湿阻滞证

主症：视力下降，或眼前有黑影飘动，眼底可见视网膜、黄斑水肿，视网膜渗出、出血等；四肢乏力，面色不华，食少纳差，胸脘痞闷，大便时溏，舌淡胖苔白腻，脉虚缓。

治法：健脾化湿消肿。

方药：参苓白术散加减。人参、白术、茯苓、山药、莲子肉、白扁豆、薏苡仁、砂仁、桔梗、炙甘草。

5. 阴阳两虚，血瘀痰凝证

主症：视物模糊，眼前暗影，视物变形，潮热盗汗，畏寒肢冷，腰膝酸软，夜尿频多，舌黯红，有瘀斑，苔少，脉细数。多见于糖尿病视网膜病第 V、VI 期，病变可见纤维增生，玻璃体出血，甚至视网膜脱离危候。

治法：滋阴补阳，化痰祛瘀。

方药：偏阴虚者选左归丸，偏阳虚者选右归丸加减。左归丸用熟地黄、鹿角胶、龟板胶、山药、枸杞子、山茱萸、川牛膝、菟丝子。右归丸用附子、肉桂、鹿角胶、熟地黄、山茱萸、枸杞子、山药、菟丝子、杜仲、当归、淫羊藿。

加减：若络损血瘀，虚实并重，可用鳖甲、龟板等填补络道。

（三）靶方靶药

一般选用补益药和凉血止血、活血化瘀药为其靶向药。针对虚，可选用黄芪、生地黄、当归、山药、旱莲草、女贞子、枸杞子等益气养阴、补益肝肾，以治其本。针对瘀，可选用丹参、葛根、川芎、桃仁、红花、三七、蒲黄等活血化瘀、凉血止血，以治其标。

现代药理学研究表明，补虚药的代表黄芪有抗血小板聚集、降低全血比黏度和血浆比黏度，改善微循环、抗氧化等作用。活血化瘀药中的丹参，可降低血浆纤维蛋白原，提高组织型纤溶酶原激活物活性，改善了视网膜微循环、减轻视网膜组织缺血缺氧状态。三七主要有效成分总皂苷有抗脑缺血后氧化损伤的作用，能降低丙二醛、一氧化氮含量，提高超氧化物歧化酶活性；改善缺血、微循环障碍的作用上三味药均为治疗糖络病眼病靶药。

四、其他治疗方法

（一）中成药

中成药的选用必须适合其中医证型，切勿盲目使用。建议选用无糖颗粒剂、胶囊剂、浓缩丸或片剂。

1. 复方丹参滴丸 用于糖络病眼病血瘀证。吞服或舌下含服。每次 10 丸，一日 3 次，28 天为 1 个疗程，或遵医嘱。

2. 芪明颗粒 用于糖络病眼病非增殖期气阴亏虚、肝肾不足、目络瘀滞证。每次 4.5g，一日 3 次，3~6 个月为 1 个疗程。

3. 糖网康胶囊 用于糖络病眼病气阴两虚证、瘀血阻络证。每次 4 粒，一日 3 次，12 周为 1 个疗程，或遵医嘱。

4. 复方血栓通胶囊 用于糖络病眼病血瘀兼气阴两虚证，一次 3 粒，一日 3 次，或遵医嘱。

5. 通络明目胶囊 用于糖络病眼病气阴两虚证、瘀血阻络证。每次 4 粒，一日 3 次，或遵医嘱。

6. 银杏叶片 用于糖络病眼病局部缺血所致视网膜疾患。每次 40mg，一日 3 次，或遵医嘱。

7. 明目地黄丸 用于糖络病眼病肝肾阴虚证。一次 8~10 丸，一日 3 次，或遵医嘱。

8. 石斛夜光丸 用于糖络病眼病肝肾两亏，阴虚火旺证。一次 15 丸（9g），一日 2 次，或遵医嘱。

（二）其他治疗

可应用电离子导入眼部药物，直流电离子导入是利用直流电场（或低频脉冲电场）作用以及电荷同性相斥、异性相吸的特性，使无机化合物或有机化合物药物离子、带电胶体微粒经过眼睑皮肤、角膜进入眼内，从而达到治疗眼病的目的。采用电离子导入的方式，使中药制剂直接到达眼部病灶组织，从而促进视网膜出血、渗出和水肿的吸收。该法具有方法简便、创伤小、作用直接等特点。对于糖络病眼病引起的玻璃体视网膜出血，可选用三七、丹参、安妥碘等做电离子导入，每日1次，10次为1个疗程，但对新近出血者应避免使用。对于糖络病眼病引起的眼底渗出、机化及增殖可选用昆布、丹参、三七注射液作电离子导入，每日1次，每次15分钟，10次为1个疗程，间隔2~5日再做第二个疗程。

五、预后转归

糖络病眼病中西医治疗目前只能延缓其进展，多预后不佳。

附：西医诊断和治疗

糖尿病视网膜病变（diabetic retinopathy，DR）是由于长期高血糖以及与糖尿病有关的其他异常（如高血压、高血脂等）所引起的以视网膜微血管损害为特征的慢性、进行性视力损害的眼病，是糖尿病主要微血管病变之一。在发达国家已成为成年人视力丧失的主要原因。我国糖尿病视网膜病变的患病率也逐渐增加。据统计，我国的糖尿病致盲者比非糖尿病致盲者高25倍。美国威斯康星糖尿病视网膜病变流行病学研究组（WESDR）发现，DR的发生与糖尿病发病年龄及病程明显相关，糖尿病年轻发病者失明，86%因DR所致，老年发病者失明1/3是因DR。糖尿病病程3年者，眼底病变达8%，5年者为25%，10年者为60%，15年者为80%，增殖型糖尿病视网膜病变为25%，病程20年以上，40%~60%患者发生增殖型糖尿病视网膜病变，而一旦进入增殖期即意味着不可逆转的视力损害。糖尿病视网膜病变的发生不但与视力损害相关，其病变进展同时也预示了2型糖尿病的死亡率。

（一）诊断标准

本病的诊断参照中华中医药学会糖尿病学分会《糖尿病中医防治指南》和中华医学会眼科学会《我国糖尿病视网膜病变临床诊疗指南（2014年）》中糖尿病视网膜病变的诊断标准进行诊断。

1. 临床表现

（1）症状：早期眼部多无自觉症状，病久可有不同程度视力减退，眼前黑影，或视物变形甚至失明。

（2）体征：DR的眼底表现包括微动脉瘤、出血、硬性渗出、棉絮斑、静脉串珠状、视网膜内微血管异常（IRMA）、黄斑水肿、新生血管、视网膜前出血及玻璃体积血等。

（3）并发症：DR 的并发症有牵拉性视网膜脱离、虹膜新生血管及新生血管性青光眼等。

①牵拉性视网膜脱离：视网膜增殖膜及新生血管膜收缩，是引发牵拉性视网膜脱离的主要原因。

②虹膜新生血管及新生血管性青光眼：广泛的视网膜缺血缺氧会诱生血管内皮生长因子（vascular endothelial growth factor，VEGF），刺激虹膜及房角产生新生血管。虹膜新生血管表现为虹膜表面出现细小弯曲、不规则血管，多见于瞳孔缘，可向周边发展；房角新生血管阻塞或牵拉小梁网，或出血，影响房水引流，导致眼压升高，形成新生血管性青光眼。

2. 眼科检查

（1）视力：裸眼视力（远近视力）和矫正视力。

（2）眼压。

（3）裂隙灯显微镜检查。

（4）眼底检查：散瞳后进行眼底检查。

（5）辅助检查

①彩色眼底照相：彩色眼底照相发现 DR 的重复性比临床检查要好，对于记录 DR 的明显进展和治疗的反应有价值。但在发现黄斑水肿的视网膜增厚及细微的新生血管方面，临床检查更具有优越性。

②荧光素眼底血管造影（FFA）：检眼镜下未见 DR 眼底表现的患者，FFA 检查可出现异常荧光，如微血管瘤样强荧光、毛细血管扩张或渗漏、毛细血管无灌注区、视网膜新生血管及黄斑囊样水肿等。因此，FFA 可提高 DR 的诊断率，有助于评估疾病的严重程度，并指导治疗，评价临床疗效。

③光学相干断层扫描（OCT）：获得玻璃体视网膜交界面、视网膜和视网膜间隙的高分辨图像。客观显示视网膜各层结构，监测黄斑水肿。

④视觉诱发电位（VEP）：反映视网膜色素上皮、光感受器、双极细胞及神经节细胞至大脑视皮层完整的视觉传导电信号，能够对 DR 病变进行分层定位及量化检测。

⑤动态视野检查：光敏感度及视野缺损范围检查可以较好地评价 DR 患者的视功能损害程度。

⑥超声检查：对于屈光间质浑浊，如 DR 引起的白内障、玻璃体积血，超声检查很有价值。屈光间质浑浊的阻挡，可导致间接检眼镜检查无法除外视网膜脱离，应当进行超声检查。

⑦视网膜电流图（ERG）：视网膜电流图是视网膜的视感细胞在光的刺激下产生的一组复合的电位变化。DR 患者的 ERG 震荡电位总波幅降低，潜伏期延长。病情加重时，各系波振幅明显下降。

3. 糖尿病视网膜病变分期　糖尿病性视网膜病变分为两类六期：非增殖期糖尿病性视网膜变（nonproliferative diabetic retinopathy，NPDR）（Ⅰ～Ⅲ期）和增殖期糖尿病性视网膜病变（proliferative diabetic retinopathy，PDR）（Ⅳ～Ⅵ）。

Ⅰ期：微血管瘤，小出血点。

Ⅱ期：出现硬性渗出。

Ⅲ期：出现棉絮样软性渗出。

Ⅳ期：新生血管形成，玻璃体积血。

Ⅴ期：纤维血管增殖，玻璃体机化。

Ⅵ期：牵拉性视网膜脱离、失明。

DR 和 DME 的国际临床疾病严重程度分级标准，是根据早期治疗糖尿病视网膜病变研究（early treatment diabetic retinopathy study，ETDRS）分级标准有关 DR 的临床研究、流行病学研究制定的，详见表 3-3、表 3-4。

表 3-3　国际临床糖尿病视网膜病变严重程度分级标准

病变严重程度	散瞳后检眼镜下所见
无明显视网膜病变	无异常
轻度 NPDR	仅有微血管瘤
中度 NPDR	不仅有微血管瘤，但其程度轻于重度 NPDR
重度 NPDR	具有下列各项中任何一项，但无 PDR 的体征： ①四个象限中任何一个象限有 20 个以上的视网膜内出血点； ②两个以上象限中有明确的 VB 改变； ③一个以上象限出现明确的视网膜内微血管异常（IRMA）
PDR	具有下列一项或两项： ①新生血管形成； ②玻璃体/视网膜前出血

表 3-4　国际临床糖尿病性黄斑水肿严重程度分级标准

病变严重程度	散瞳后检眼镜下所见
糖尿病黄斑水肿明确不存在	眼底后极部无明显的视网膜增厚或硬性渗出
糖尿病黄斑水肿明确存在	眼底后极部可见到明显的视网膜增厚或硬性渗出 • 轻度黄斑水肿：眼底后极部可见一定程度的视网膜增厚或硬性渗出，但距离中心凹较远 • 中度黄斑水肿：眼底后极部可见视网膜增厚或硬性渗出，但尚未累及中央部 • 重度黄斑水肿：视网膜增厚或硬性渗出累及黄斑中央部

（二）西医学鉴别诊断

本病需与高血压引起的眼底动脉血管硬化眼病进行鉴别，从病因来说，DR 多由糖尿病引起，后者多因高血压或者其他原因引起的眼底动脉硬化；DR 多累及双眼，视力多缓慢下降，部分突然下降，视网膜呈斑点状或大片出血、水肿、渗出、增生；后者多为单眼，视力多突然下降，视网膜呈火焰状出血、渗出。

（三）西医治疗原则

DR 是可防、可控、可避免致盲眼病中的首位疾病，早期诊断、有效治疗对延缓病变进展、减少视力丧失至关重要。

1. 健康教育 糖尿病患者应该早期进行眼底检查，并通过对糖尿病患者及其家属的健康教育，使其能够掌握 DR 危险因素相关知识，鼓励患者坚持健康的生活方式，遵循有效的随访计划，进而达到 DR 的早防早治。强调常规眼底检查及每年随访的重要性，早期、及时管理效果最佳。指导患者，积极控制血糖、血脂、血压是防治 DR 及其进展的关键。

2. 代谢紊乱的控制

（1）血糖的管理：血糖的波动以及低血糖会加重眼底改变，而良好的血糖控制，可以预防和（或）延缓 DR 的发生及进展。

（2）血压的控制：肾素-血管紧张素系统研究（renin angiotensin system study，RASS）显示，肾素-血管紧张素系统（renin angiotensin system，RAS）阻断剂对 1 型及 2 型糖尿病的 DR 发生和（或）进展有保护作用。

（3）血脂的调节：伴有高甘油三酯血症的轻度 NPDR 患者，可采用非诺贝特治疗。

3. 抗血小板治疗 系统性评估表明，阿司匹林治疗对 DR 的发病及进展无明显影响。需指出，DR 不是使用阿司匹林治疗的禁忌证，该治疗不会增加糖尿病视网膜出血风险。

4. 改善微循环、增加视网膜血流量 改善微循环可改善早期 DR，如微血管瘤、出血、硬性渗出。

5. 其他治疗

（1）玻璃体切割术：玻璃体切割术是治疗增生性糖尿病眼病较为有效的方法。手术可以清除玻璃体内积血和机化物，解除机化条索对视网膜的牵拉，并置换出含有大量新生血管生长因子的玻璃体。玻璃体切割术能有效地控制 PDR 的病情，及时有效的玻璃体切割手术是挽救严重 PDR 患者视力的关键。但是其手术难度大，对患者的创伤大，风险系数高，因此，必须采用合理的治疗方案，尽量减少对患者的损伤，挽救患者的视功能。

（2）抗 VEGF 药物：药物能降低血管的通透性和增殖，从而改善 PDR 患者黄斑水肿和降低患者眼内出血的风险。

第三节 糖络病周围神经病变

一、概述

糖络病周围神经病变归属于中医"痹证""血痹""麻木""脉痹""痿证"等范畴，是糖络病脉络病变的病证。古代文献对本病论述丰富，《素问·痹论》云："营气虚，则不仁。"指出营气虚为肌肤麻木不仁的主要病机；汉代张仲景《金匮要略·血痹虚劳病脉证治》记载："血痹阴阳俱微，寸口关上微，尺中小紧，外证身体不仁，如风痹状，黄芪桂枝五物汤主之。"此证所描述的周身乏力，肌肤发凉、疼痛等症状，与周围神经病变早期临床表现高度相符；唐代孙思邈《备急千金要方》中描述："消渴之人……心烦热，两脚酸"，"骨节烦热或寒"；宋代朱端章著《卫生家宝》载肾消"腰脚细瘦，遗沥散尽，手足久如竹形，其疾已牢矣"；元代朱丹溪在《丹溪心法》载："消渴肾虚受之，腿膝枯细，骨节烦疼。"认为该病乃"气血不能灌溉四末"所致；清代王旭高所著《王旭高医案》记载："消渴日久，但见手足麻木，肢冷如冰。"诸家虽未明言病属脉络，但所论之实均不离脉络。

二、病因病机

（一）病因

糖络病周围神经病变的中医病因为正气内虚失养，或邪气阻络，正如《素问·痿论》中所言，其因为"热伤五脏"或"有渐于湿"。病久失治或者误治，加之饮食不调、情志内伤、劳欲过度等，致病变发展损及脉络。

1. 病久失治　《王旭高医案》云："消渴日久，但见手足麻木。"说明患病日久或失治，可出现阴液耗伤，导致虚火上炎，燥热甚则阴愈虚，阴愈虚则燥热愈甚，致气阴两伤，肌肤脉络失于濡养。多见虚热耗伤津液，血凝成瘀，闭阻络脉；又有甚者病程日久，阴损及阳，阳虚则寒，故见血凝不畅，发为本病，这是主要发病因素。

2. 饮食不节　长期过食肥甘厚味，脾胃运化失司，积热内蕴，化燥伤津。脾胃损伤，气血生化乏源，肌肤经络失养，可见肢体麻木不仁；亦有厚味伤脾，运化失职而生浊湿内蕴，阻滞脉络，气血失其流通而为"大筋緛短，小筋弛长"类病证。

3. 情志失调　郁怒伤肝，肝失疏泄，致肝郁气滞，或久而化火，耗伤肺胃阴津。五志过极，气机郁结，血行不畅，络脉瘀阻，不通则痛；或郁火灼伤营阴，脉络失濡，而见肢体疼痛不适诸症。

4. 劳欲过度　素体阴虚，复因房事不节，劳欲过度，阴液耗损，虚火内炎，致脉络失濡养。《备急千金要方·消渴》曰："凡人生放恣者众，盛壮之时，不自慎惜，快情纵欲，极意房中，稍至年长，肾气虚竭……此皆由房室不节所致也。"可见，由于房劳过度，肾精耗伤，日久精虚肾燥，阴阳两虚，是痹证的根本原因之一。

（二）病机

本病是因糖络病耗伤气阴，病久或失治误治，阴阳气血亏虚，血行瘀滞，脉络痹阻所致，属本虚标实证。病位在肢体、脉络，内及肝、肾、脾等脏腑，以气血阴阳亏虚为本，痰浊瘀血阻痹脉络为标。

糖络病周围神经病变的病机有虚有实。虚有本与变之不同。虚之本，在于气血阴阳不足；虚之变，在于始多气阴两虚，渐致阴损及阳。虚之本与变，既可单独在疾病过程中起作用，也可相互转化，互为因果。实为痰浊与瘀血，或生于正虚或生于邪实，既可单独致病，也可互结并见。临床上，患者既可不通则痛，亦有不荣则痛，更有纯虚为病，所谓"气不至则麻""血不荣则木""气血失充则痿"。但其根本仍是气血虚弱，不能导行于经络；阳不导气则又可引寒邪等为患而虚实夹杂。虚实夹杂者，在虚实之间，又多存在因果标本关系。

周围神经病变病机是动态演变的过程，随着糖络病的发展，按照气虚夹瘀或阴虚夹瘀→气阴两虚夹瘀→阴阳两虚夹瘀浊的规律而演变。气阴两虚，肾虚督弱是发病的根本；痰浊瘀血痹阻络脉是迁延不愈之症结所在；阴损及阳是发展的必然趋势，而其中血瘀又是造成本病的常见病机。

（三）病位病性

糖络病周围神经病变的病位主要在肢体脉络，但其病本在于气血阴阳等正气的虚弱，或由此导致肾虚督弱。阴血不足或阳不导气则肢体脉络失荣而表现为以虚为主的证候，导致脏腑代谢紊乱产生的瘀血、痰浊等病理产物相互交阻，痹阻于脉络，表现为本虚标实之候。但无论是以虚为主或本虚标实，瘀血阻滞身之脉络贯穿本病的始终。

三、辨证论治

（一）治则治法

周围神经病变以凉、麻、痛、痿四大主症为临床特征，其主要病机是气血阴阳亏虚为本，痰浊瘀血阻络为标，不同程度的血瘀贯穿于整个病程的始终。临证当首辨其虚实，虚当辨气血阴阳之所在；实当辨痰浊瘀血之所别，但总以虚中夹实最为多见。临床辨治当以"温润通"为大法，在益气养阴壮督，温阳润燥通络的前提下，应配以化瘀通络或剔络之品，取其"以通为补""以通为助"之义。本病除口服、注射等常规的方法外，当灵活选用熏、洗、灸、针刺、推拿等外治法，内外同治，以提高疗效，缩短疗程。

（二）分期辨证论治

1. 分期论治

（1）缺血期

①以麻木为主症：患者临床表现以肢体麻木不仁为主，多由于肺燥津伤，或胃热伤阴耗气，气阴两虚，血行不畅；或气虚血瘀，或阴虚血瘀；或气阴两虚致瘀等，阳不导气则脉络瘀滞，肢体失荣。临床可见手足麻木时作，或如蚁行、步如踩棉，或肢末欠温、感觉减退和无力等。

②以疼痛为主症：患者临床表现以疼痛为主，气虚血瘀、阴虚血瘀，脉络失养，迁延不愈；或由气损阳，或阴损及阳，阳不导气脉络失煦，阴寒凝滞，血瘀为甚；或复因气不布津，阳不化气，痰浊内生，痰瘀互结，痹阻脉络，不通则痛。临床上常呈刺痛、

钻凿痛或痛剧如截肢，夜间加重，或双足厥冷，甚则彻夜难眠等。

③以肌肉萎缩为主症：患者临床表现出肢体萎缩不用，多由于上述两期迁延所致。由于久病气血亏虚，肾虚督弱，阴阳俱损；或因内生痰浊瘀血，脉络瘀滞。新血不生必致肢体、肌肉、筋脉失于充养，甚则肌肉日渐萎缩、肢体软弱无力。常伴有不同程度的麻木、疼痛等表现。

（2）瘀血溃烂期：患者临床表现为双下肢水肿、足部皮肤变色甚至溃疡坏疽等，由于周围神经病变常与糖络病微血管病变、大血管病变互为因果，因此，周围神经病变后期往往与糖络病足同时存在。一旦病至此期，则病情更为复杂，治疗当与糖络病足的治疗互参互用，择优而治。

2. 分证论治

（1）血虚寒凝证

症状：患肢麻木不仁，常伴冷痛如电击或针扎，呈袜套样分布，皮温降低，得温痛减，遇寒痛甚，或小腿抽搐，入夜尤甚；神疲乏力，畏寒怕冷，倦怠懒言，甚则患肢肌肤甲错，肌肉干枯或萎缩，舌质暗淡或有瘀斑瘀点，苔白滑，脉沉细或紧。

治法：温经散寒，养血通络。

方药：当归四逆汤（《伤寒论》）加减。当归、赤芍、桂枝、细辛、通草、干姜、制乳香、制没药、炙甘草等。

加减：以下肢，尤以足疼痛为甚者，可酌加川续断、牛膝、鸡血藤、木瓜；若肢体持续疼痛，入夜更甚者加附子、水蛭；肌肤甲错，血瘀明显者，加红花、川牛膝等；阴寒凝滞而厥冷痛甚者加制川乌。

（2）痰浊阻络证

症状：患肢体麻木不仁，常有定处，如蚁行感，足如踩棉，肢体困重，或头重如裹，昏蒙不清，体多肥胖，口黏乏味，胸闷纳呆，腹胀不适，大便黏滞不爽，舌质紫暗，舌体胖大有齿痕，苔白厚腻，脉沉滑或沉涩。

治法：祛痰化浊，宣痹通络。

方药：指迷茯苓丸（《证治准绳》）合黄芪桂枝五物汤（《金匮要略》）加减。茯苓、姜半夏、枳壳、生黄芪、桂枝、白芍、苍术、陈皮、生甘草。

加减：胸闷呕恶、口黏加藿香、佩兰；肢体麻木如蚁行较重者加独活、防风、僵蚕；兼瘀血者加桃仁、牛膝、路路通、王不留行；疼痛部位固定不移加白附子、白芥子。

（3）浊毒内蕴，络脉瘀阻证

症状：患肢局部灼热疼痛，肢体麻木，或沉胀疼痛，触之患处皮温升高，或伴有皮肤疖肿、溃破，皮肤瘙痒，胁腹胀满，口干多饮，小便黄赤，大便黏臭不爽，舌质暗红，或红绛，苔薄黄腻或浊腐腻，脉弦数或滑数。

治法：化浊解毒，通络消肿。

方药：四妙勇安汤（《验方新编》）合四妙丸（《成方便读》）加减。金银花、玄参、当归、苍术、黄柏、薏苡仁、牛膝、败酱草、忍冬藤、大血藤、赤芍、甘草。

加减：患肢痛甚者加木瓜、制乳香、制没药、赤芍、川牛膝；皮肤瘙痒者加苦参、白鲜皮、地肤子；胁腹胀满甚者加柴胡、黄芩、枳壳。

（4）气虚血瘀证

症状：手足麻木，如有蚁行，肢末时痛，多呈隐痛或刺痛，下肢为主，入夜痛甚；或气短乏力，神疲倦怠，腰腿酸软，或面色无华，自汗畏风，易于感冒，舌质淡暗，或有瘀点，苔薄白，脉细涩或脉弱无力。

治法：补气养血，化瘀通络。

方药：补阳还五汤（《医林改错》）加减。生黄芪、当归尾、川芎、地龙、赤芍、桃仁、红花、鸡血藤。

加减：气虚明显者可加重黄芪用量，配伍陈皮以理气，加强补气以促气帅血行；气短乏力明显者加太子参、麦冬；易于自汗感冒者加白术、防风；血虚明显者加白芍、熟地黄、阿胶；病变以上肢为主者加桑枝、桂枝尖，以下肢为主者加川牛膝、木瓜。

（5）气阴两虚，督脉劳损证

症状：肢体痿软无力，肌肉萎缩，甚者痿废不用，皮肤干燥脱屑，肢端疼痛拘挛，腰膝酸坠，头晕耳鸣，骨松齿摇，性功能减退，烦热头晕，或面色少华，乏力消瘦，心悸气短，舌质淡，少苔或无苔，脉沉细无力。

治法：益气养阴，壮督通络。

方药：虎潜丸（《丹溪心法》）合壮督汤（自拟方）加减。熟地黄、知母、黄柏、龟板、锁阳、白芍、怀牛膝、当归、虎骨（以狗骨或牛骨代替）、狗脊、杜仲、寄生、续断。

加减：肾精不足者加牛骨髓、菟丝子；阴虚甚者加枸杞子、女贞子、墨旱莲；兼瘀血者加丹参、桃仁、川牛膝、赤芍。

（三）靶方靶药

在辨证应用的基础上，四肢麻木、蚁行感者可用黄芪、桂枝、鸡血藤等；疼痛明显者可用麻黄、乳香、没药、制马钱子、制川乌、制草乌等；下肢肌肉痉挛者可用怀牛膝、木瓜、芍药、甘草等；瘀血阻络者可加水蛭、赤芍、三七粉、川芎、地龙等。针对血糖居高不下者，黄连、知母、赤芍为降糖的靶药，血脂异常者，红曲、生山楂、决明子为降脂的靶药。

四、其他治疗方法

（一）中成药

中成药的选用必须适合其中医证型，切勿盲目使用。建议选用无糖颗粒型、胶囊剂、浓缩丸或片剂。

1. 复方丹参滴丸 用于瘀血阻络证。一次10粒，一日3次。

2. 脑心通胶囊 用于瘀血阻络证。一次3粒，一日3次。

3. 木丹颗粒　用于气虚血瘀证。一次 7g，一日 3 次。

4. 参芪降糖颗粒　用于气虚血瘀证。一次 3g，一日 3 次。

5. 通心络胶囊　用于气虚血瘀证。一次 3 粒，一日 3 次。

6. 筋脉通胶囊　用于阴虚血瘀证。一次 5 粒，一日 3 次。

（二）熏洗

糖络病周围神经病变患者在无皮肤过敏、溃疡、破损等的情况下可使用熏洗疗法。

1. 中药糖痛方　用于周围神经病变气虚血瘀证。一剂药煎取 1000mL，加温水至 3000mL，控制水温在 40℃，泡洗时间为 30 分钟，外洗患肢一日 2 次。

2. 温经通络熏洗方　用于周围神经病变阳虚寒凝证。一剂药煎取 5000mL，控制水温在 35℃，泡洗时间为 40~60 分钟，外洗患肢一日 2 次。

3. 四藤一仙汤　用于周围神经病变阴虚血瘀证。一剂药煎取 500mL，控制水温在 40℃，泡洗时间为 30 分钟，外洗患肢一日 2 次。

4. 透骨散　用于周围神经病变瘀血阻络证。一剂药煎取 2000~3000mL，控制水温在 35~50℃，泡洗时间为 30 分钟，外洗患肢一日 1 次。

（三）针灸

糖络病周围神经病变中医治疗除中药治疗外，还可应用针刺、灸法、推拿及中药贴敷等。

1. 体针

（1）血虚寒凝证：取穴以肾俞、命门、腰阳关、关元为主穴，可配合环跳、阳陵泉、绝骨、照海、足临泣。施捻转平补平泻，出针后加灸。每日 1 次，10~15 日为一疗程。

（2）痰浊阻络证：取穴以胃俞、曲池、脾俞、足三里为主穴，可配合三焦俞、三阴交、丰隆、解溪、太冲。施捻转平补平泻，出针后加灸。每日 1 次，10~15 日为一疗程。

（3）浊毒内蕴，络脉瘀阻证：取穴以肝俞、肾俞、足三里为主穴，可配合三阴交、太溪、曲池、合谷。施捻转平补平泻法。每日 1 次，10~15 日为一疗程。

（4）气虚血瘀证：取穴以气海、血海、足三里为主穴，可配合三阴交、曲池、内关。施捻转平补平泻法。每日 1 次，10~15 日为一疗程。

（5）气阴两虚，督脉劳损证：取穴以三阴交、阴陵泉、太溪、足三里为主穴，可配合血海、梁丘、曲池、夹脊穴。施捻转平补平泻法。每日 1 次，10~15 日为一疗程。

2. 梅花针　取穴以脊柱两侧为主，病变在上肢加刺臂内外侧、手掌、手背，并可指端点刺放血。病变在下肢加刺小腿内外侧、足背，以及足趾端点刺放血。中度或重度刺激。

3. 粗针 取穴为神道透至阳、命门透阳关、中府、足三里、手三里、合谷、环跳、绝骨。手法:神道透至阳、命门透阳关用 0.8mm 直径粗针,留针 2 小时,余穴强刺激不留针。每日 1 次,10 日为一疗程。

4. 耳针 取穴为肝、脾、肾、臀、坐骨神经、膝、神门、交感。每次选 2~3 穴。中强刺激,留针 15~30 小时。每日 1 次,10 日为一疗程。

5. 电针 取穴为髀关透伏兔、风市透中渎、风市透伏兔、阳陵泉。用 26 号长针从髀关斜向伏兔穴,进针 3~4 寸;从风市斜向中渎穴,进针 3~4 寸;从风市斜向伏兔穴,进针 3~4 寸;阳陵泉直刺;并接上脉冲电流,选用疏密波,电流温度以患者能忍受为宜,通电 15~20 分钟。每日 1 次,10 日为一疗程。

(四)推拿

1. 上肢麻痛 拿肩井肌,揉捏臂臑、手三里、合谷部肌筋,点肩髃、曲池等穴,搓揉肩肌来回数遍。每次按摩时间 20~30 分钟,每日 1~2 次。

2. 下肢麻痛 拿阴廉、承山、昆仑肌筋,揉捏伏兔、承扶、殷门部肌筋,点腰阳关、环跳、足三里、委中、承山、解溪、三阴交、涌泉等穴,搓揉腓肠肌数十遍,手劲刚柔相济,以深透为度。每次按摩时间 20~30 分钟,每日 1~2 次。

(五)中药注射液

1. 葛根素注射液 每次 500mg 加入 0.9%氯化钠注射液 250mL,静脉滴注,一日 1 次。

2. 丹红注射液 每次 20mL 加入 0.9%氯化钠注射液 250mL,静脉滴注,一日 1 次。

3. 川芎嗪注射液 每次 120mg 加入 0.9%氯化钠注射液 250mL,静脉滴注,一日 1 次。

4. 银杏叶注射液 每次 50mL 加入 0.9%氯化钠注射液 250mL,静脉滴注,一日 1 次。

5. 灯盏花素注射液 每次 50mg 加入 0.9%氯化钠注射液 250mL,静脉滴注,一日 1 次。

(六)物理疗法及其他

1. 空气波压力治疗仪 POWER Q-3000 型空气波压力治疗仪。治疗时将套袖套于肢体,系好拉链。压力设定为 20kPa,以后根据患者情况增加至 30~50kPa。对肢体从手足末端至躯干中心进行波浪式充气、膨胀、放气,顺序循环治疗。每次治疗 30 分钟,一日 1 次。

2. 高压氧 采用空气加压舱治疗,压力 0.25MPa,面罩吸氧 30 分钟,中间休息 10 分钟,再吸 30 分钟,一日 1 次。

3. 安诺血管神经治疗仪 在患肢垫一透明保鲜袋,将治疗垫轻轻放置于患肢皮肤表面，打开开关，每次治疗 20~40 分钟，一日 1 次。

4. 糖尿病治疗仪　应用 WLTY-200 型电脑糖尿病治疗仪超低频电脉冲刺激曲池、脾俞、关元、足三里等穴位，每次 30 分钟，一日 1 次。

五、预后转归

糖络病周围神经病变是最为常见的糖络病性神经病变，常给患者带来巨大痛苦，防治极为困难。糖络病周围神经病变早期呈相对可逆性，以活血通络为基本原则，予中医中药综合治疗，能够明显减轻患者临床症状。但后期往往发展为难治性不可逆的神经损伤。其造成的肢体感觉缺失会直接导致肢体感染、溃疡和截肢。15%的患者会发生进行性不可逆足部感觉缺失，此为其自然病程。足部感觉缺失可导致行走失衡感、易于跌倒受伤甚至骨折。

附：西医诊断和治疗

糖尿病周围神经病变（diabetic peripheral neuropathy，DPN）是指在排除其他原因的情况下，糖尿病患者出现周围神经功能障碍相关的症状和（或）体征。常见症状为肢体麻木、疼痛、灼热或其他异常感觉。无症状的糖尿病周围神经病变，依靠体征筛查或神经电生理检查方可诊断。

DPN 是糖尿病最常见的慢性并发症之一，发病率为 30%~90%。该病由于损害神经部位不同，具有不同的临床表现，主要为感觉和运动神经功能障碍，突出表现是肢体的疼痛、麻木、蚁行感、发热、怕冷；也有的表现为下肢单侧或双侧活动受限；或肢体软弱无力，伴不同程度肌肉萎缩等。主要临床症状为肢体灼痛、刺痛、钻凿痛，病位较深，如在骨髓深部，或疼痛剧烈如截肢，或痛觉过敏，不耐覆被，每于夜间入睡后数小时疼痛加重，于白天或行走后减轻；感觉异常，自觉有麻木、蚁行、虫爬、发热、触电样感觉等，多从远端脚趾上行，甚至可达膝以上，呈袜套或手套样分布，感觉常减退。当运动神经受累时，肌力常有不同程度的减退，疾病晚期出现营养不良性肌萎缩，也可伴神经关节病或腱反射障碍等。

（一）诊断标准

1. 明确的糖尿病病史；
2. 诊断糖尿病时或之后出现的神经病变；
3. 临床症状和体征与 DPN 的表现相符；
4. 有临床症状（疼痛、麻木、感觉异常等）者，5 项检查（踝反射、针刺痛觉、震动觉、压力觉、温度觉）中任意 1 项异常；无临床症状者，5 项检查中任 2 项异常，临床可诊断为 DPN。

（二）鉴别诊断

诊断糖尿病周围神经病变，需要排除以下情况：其他病因引起的神经病变，如颈腰椎病变（神经根压迫、椎管狭窄、颈腰椎退行性变）、脑梗死、格林-巴利综合征；严重动静脉血管性病变（静脉栓塞、淋巴管炎）等；药物尤其是化疗药物引起的神经毒性作用以及肾功能不全引起的代谢毒物对神经的损伤。如根据以上检查仍不能确诊，需要进一步做神经肌电图检查，进行鉴别诊断。

（三）西医治疗原则

1. 针对病因治疗

（1）血糖控制：积极、严格地控制高血糖并保持血糖稳定是预防和治疗 DPN 最重要的措施。

（2）神经修复：常用药物有甲钴胺、神经生长因子等。

（3）其他：神经营养因子、肌醇、神经节苷脂和亚麻酸等。

2. 针对神经病变的发病机制治疗

（1）抗氧化应激：通过抑制脂质过氧化，增加神经营养血管的血流量，增加神经 Na^+-K^+-ATP 酶活性，保护血管内皮功能。常用药物为硫辛酸。

（2）改善微循环：周围神经血流减少是导致 DPN 发生的一个重要因素。通过扩张血管、改善血液高凝状态和微循环，提高神经细胞的血氧供应，可有效改善 DPN 的临床症状。常用药物为前列腺素 E_1、贝前列素钠、己酮可可碱、胰激肽原酶、钙拮抗剂和活血化瘀类中药等。

（3）改善代谢紊乱：通过抑制醛糖还原酶、糖基化产物、蛋白激酶 C、氨基己糖通路、血管紧张素转化酶而发挥作用。常用药物为醛糖还原酶抑制剂，如依帕司他。

3. 疼痛管理　治疗痛性糖尿病神经病变的药物如下：

（1）抗惊厥药：包括普瑞巴林、加巴喷丁、丙戊酸钠和卡马西平等。普瑞巴林可以作为初始治疗药物，改善症状。

（2）抗忧郁药物：包括度洛西汀、阿米替林、丙咪嗪和西肽普兰等。度洛西汀可以作为疼痛的初始治疗药物。

（3）阿片类药物（曲马朵和羟考酮）和辣椒素等：由于具有成瘾性和发生其他并发症的风险较高，阿片类药物曲马朵不推荐作为治疗 DSPN 疼痛的一、二线药物。

参 考 文 献

［1］中华医学会内分泌学分会．中国成人糖尿病肾脏病临床诊断的专家共识［J］．中华内分泌代谢杂志，2015，31（5）：379-385.

［2］KDOQI. KDOQI Clinical Practice Guidelines and Clinical Practice Recommendations for Diabetes and Chronic Kidney Disease［J］. Am J Kidney Dis，2007，49（Suppl 2）：152-154.

［3］Nelson RG，Newman JM，Knowler WC，et al. Incidence of end-stage renal disease in type 2（non-insulin-dependent）diabetes mellitus in Pima Indians［J］. Diabetologia，1988，31：730-736.

［4］Lu B，Gong W，Yang Z，et al. An evaluation of the diabetic kidney disease definition in chinese patients diagnosed with type 2 diabetes mellitus［J］. J Int Med Res，2009，37：1493-1500.

［5］许山荣，钟一红，陈波，等. 上海市郊区 2 型糖尿病患者肾脏疾病及其危险因素研究［J］. 中华内科杂志，2012，51（1）：18-23.

［6］汪珊珊，陈冬，陈明卫，等. 代谢综合征对 2 型糖尿病患糖尿病肾病的影响分析［J］. 中国慢性病预防与控制，2011，19（5）：509-511.

［7］柳红芳，张向伟. 张景岳真阴精气理论在糖尿病肾病治疗中的应用探讨［J］. 北京中医药大学学报，2016，39（1）：5-9.

［8］张景岳. 景岳全书［M］. 太原：山西科技出版社，2006：620.

［9］柳红芳，张先慧. 糖尿病肾病"虚气留滞"病机探微［J］. 北京中医药大学学报（中医临床版），2012，19（6）：4-6.

［10］柳红芳，张向伟，等. 糖尿病肾病的审因论治［J］. 中医杂志，2016，57（19）：1646-1648.

［11］Tervaert TW，Mooyaart AL，Amann K，et al. Pathologic classification of diabetic nephropathy［J］. J Am Nephrol，2010，21（4）：556.

［12］国家中医临床研究基地中医药防治糖尿病临床研究联盟. 糖尿病中医药临床循证实践指南［M］. 北京：科学出版社，2016.

［13］张斯特. 略论精虚生湿的机理和治疗［J］. 上海中医药杂志，1984（4）：40-42.

［14］中华医学会糖尿病学分会微血管并发症学组. 糖尿病肾病防治专家共识（2014 年版）［J］. 中华糖尿病杂志，2014，6（11）：792-801.

［15］National Kidney Foundation. KDOQI Clinical Practice Guideline for Diabetes and CKD：2012 Update［J］. Am J Kidkdey Dis，2012，60（5）：850-886.

［16］符敏，吴伟，唐罗生，等. 糖尿病视网膜病变全视网膜光凝术后玻璃体视网膜界面的变化［J］. 眼科新进展，2014，34（11）：1038-1041.

［17］Wang FH，Liang YB，Zhang F，et al. prevalence of diabetic retinopathy in balchin：the Handan eye study［J］. Ophthalmology，2009，116（3）：461-467.

［18］VarmaR，WenG，JiangX，et al. Prevalence of Diabetic Retinopathy in Adult American Individuals：The Chinese American Eye Study［J］. JAMA Ophthalmol，2016，134（5）：563-569.

［19］Tamara J，LeCaire，Mari Palta，et al. Assessing progress in retinopathyoutcomes in type1 diabetes：comparing findings from the Wisconsin diabetes registry study and the Wisconsin epidemiologic study ofdiabetic retinopathy［J］. Diabetes Care，2013，36（3）：631-637.

［20］Chew EY，Davis MD，Danis RP，et al. The effects of medical management on the progression of diabetic retinopathy in persons with type 2 diabetes：the action to control cardiovascular risk in diabetes（AC-CORD）eye study［J］. Ophthalmology，2014，121（12）：2443-2451.

［21］Raman R，Gella L，Srinivasan S，et al. Diabetic retinopathy：an epidemic at home and around the word［J］. Indian JO phthalmol，2016，64（1）：69-75.

［22］王明芳，谢学军. 中医眼科学［M］. 北京：中国中医药出版社，2004：740.

［23］仝小林，刘喜明，魏军平，等. 糖尿病中医防治指南［J］. 中国中医药现代远程教育，2014，9（4）：148-151.

［24］仝欣. 黄芪主要活性成分的药理作用［J］. 时珍国医国药，2011，22（5）：1246-1249.

［25］王莹，褚扬，李伟，等．三七中皂苷成分及其药理作用的研究进展［J］．中草药，2015，46（9）：1381-1392.

［26］中华医学会糖尿病分会．中国 2 型糖尿病防治指南（2013 年版）［J］．中华糖尿病杂志，2014，6（7）：447-498.

［27］庞国明，闫镛，郑晓东．糖尿病周围神经病变中医防治指南［J］．中国中医药现代远程教育，2011，9（22）：119-121.

［28］Lewelyn JG. The diabetic neuropathies：types，diagnosis and management［J］. J Neurol Neurosurg Psychiatry，2003，74 Suppl 2（6）：ii15-ii19.

［29］边秀娟．加味黄芪桂枝五物汤治疗糖尿病周围神经病变的理论、临床和实验研究［D］．南京：南京中医药大学，2010.

［30］中华医学会糖尿病学分会．中国 2 型糖尿病防治指南（2017 年版）［J］．中华糖尿病杂志，2018，10（1）：4-67.

［31］何立明，何立华，栾玉杰，等．复方丹参滴丸治疗糖尿病周围神经病变 70 例临床分析［J］．北华大学学报（自然科学版），2014，15（4）：507-510.

［32］黄培基，毛小红，王燕萍，等．脑心通及弥可保干预对不同中医证型糖尿病周围神经病变电生理的影响［J］．中国中西医结合杂志，2011，31（8）：1051-1056.

［33］董明，闻梓钧，宋艳琴，等．木丹颗粒治疗糖尿病周围神经病变的疗效观察［J］．辽宁中医杂志，2015，42（7）：1278-1279.

［34］郑彬丽，倪青，李素那，等．参芪降糖颗粒联合甲钴胺片治疗气阴两虚型糖尿病周围神经病变的临床研究［J］．感染、炎症、修复，2013，14（4）：195-200.

［35］葛近峰，林育红，汪莹，等．通心络胶囊治疗糖尿病周围神经病变临床疗效评价［J］．中国中医基础医学杂志，2011，17（10）：1121-1123.

［36］吴群励，梁晓春，姜楠，等．中药筋脉通胶囊治疗糖尿病周围神经病变的临床疗效观察［J］．世界中西医结合杂志，2012，7（10）：860-865.

［37］李鸣镝，林兰，孙书臣，等．中药糖痛方外洗治疗糖尿病周围神经病变的临床观察［J］．中国康复理论与实践，2009，15（6）：553-555.

［38］李金花，李惠林，赵恒侠，等．温经通络熏洗方治疗 DPN 疗效观察及机理探讨［J］．世界中西医结合杂志，2010，5（1）：51-53.

［39］糟玉琴，刘美．四藤一仙汤外洗法治疗糖尿病下肢周围神经病变临床研究［J］．新疆中医药，2012，30（3）：25-26.

［40］官艳华，吴学苏．透骨散熏洗治疗糖尿病周围神经病变 28 例总结［J］．湖南中医杂志，2013，29（2）：9-12.

［41］Wu J，Zhang X，Zhang B. Efficacy and safety of puerarin injection in treatment of diabetic peripheral neuropathy：a systematic review and Meta-analysis of randomized controlled trials［J］. J Tradit Chin Med，2014，34（4）：401-410.

［42］林甲宜，戴伦，徐结桂．葛根素注射液治疗糖尿病周围神经病变的疗效观察［J］．中国糖尿病杂志，2000（5）：14-16.

［43］隋文乐，李爱萍．丹红注射液联合甲钴胺注射液治疗糖尿病周围神经病变临床观察［J］．新中医，2014，46（8）：132-134.

［44］梁家利，周静，王士伟，等．川芎嗪治疗 2 型糖尿病周围神经病变 63 例临床观察［J］．新中医，2008（3）：24-25.

［45］潘启明，朱怀珍，何东亮，等．银杏叶注射液配合西药治疗糖尿病周围神经病变 33 例疗效观察［J］．新中医，2008（1）：43-44.

［46］刘福来，阎英杰，王淑珍，等．灯盏花素治疗糖尿病周围神经病变 60 例疗效观察［J］．时珍国医国药，2006（11）：2286-2287.

［47］伍国维．空气波压力结合中药封包治疗糖尿病周围神经病的疗效观察［J］．临床医学工程，2012，19（12）：2105-2106.

［48］杨静，张巍，武赟堂．高压氧辅助治疗糖尿病周围神经病变临床观察［J］．中国临床保健杂志，2013，16（1）：50-51.

［49］杨灵红，蒙雯雯，莫建勋，等．安诺血管神经治疗仪联合甲钴胺治疗周围神经病变的临床观察［J］．实用糖尿病杂志，2013，9（3）：30-31.

［50］李红，彭建．中药配合糖尿病治疗仪治疗糖尿病周围神经病变临床观察［J］．中国中医药信息杂志，2006（5）：63-64.

第四章　糖络病脉病 ▷▷▷▷

脉，相对遍布全身的细小之络而言，是纵横直行的大的血管网络，其分布及功能更类似大血管系统，因此将脑血管、心脏、下肢等易合并大血管病变的糖络病并发症称为糖络病脉病。尽管络和脉在生理上有别，但基本治疗原则相同。

第一节　糖络病脑病

一、概述

中医古籍中并无与糖尿病性脑血管病相对应的病名，根据其临床表现及病情发生发展过程，可归属于"中风""偏枯"等病证范畴。《素问·通评虚实论》载："凡治消瘅、仆击、偏枯、痿厥、气满发逆，甘肥贵人则膏粱之疾也。"金元时期的李杲在《兰室秘藏》中记载消渴患者有"上下齿皆麻，舌根强硬肿痛，食不能下，时有腹胀……四肢痿弱……喜怒，健忘"等症状。元代王履在《医经溯洄集·中风辨》中对该病亦有阐述："知卒暴僵仆、不知人、偏枯、四肢不举等证，固为因风而致者矣。"糖尿病日久入络而见眩晕、中风偏瘫、口僻、健忘、痴呆等一系列脑系并发症，病位在脑，继发于糖络病，因此称为糖络病脑病。

二、病因病机

糖络病脑病发病原因主要有饮食不节、形体肥胖、情志过极、劳倦内伤等。过食膏粱厚味、醇酒炙煿之品，损伤脾胃，脾失健运，聚湿生痰，痰郁化热，引动肝风，风痰闭阻脑络而发病。情志郁怒，肝失条达，五志过极化火，肝火亢盛，引动内风而发卒中。糖络病日久，肝肾阴血亏虚，水不涵木，肝阳偏亢，风阳内动，亦可出现中风偏瘫、手足偏废、肌肉痉挛、手足麻木等症状。患病日久，体虚劳倦，气虚血行不畅，导致血瘀内停，气虚不能化津，水液内停，脾失健运，聚湿生痰，痰浊、瘀血互结，阻于脑络，极易发生本病。基本病机为肝肾气阴两虚，风、火、痰、瘀阻滞脑络，病位在脑，涉及心、肝、脾、肾诸脏及经络、血脉。

脑络受阻贯穿糖络病脑病疾病发展的始终。肝肾阴液亏虚、阴不制阳、肝阳上亢可见头目胀痛、眩晕耳鸣；痰瘀互结、脑络受阻、神失所养可见记忆力减退、反应迟钝，甚或痴呆；痰瘀阻滞脉络、经气不利，可见口眼㖞斜、半身不遂、语言謇涩；病程日久、脉络空虚，可见肢体肌肉无力或萎缩。

糖络病脑病病因病机见图4-1。

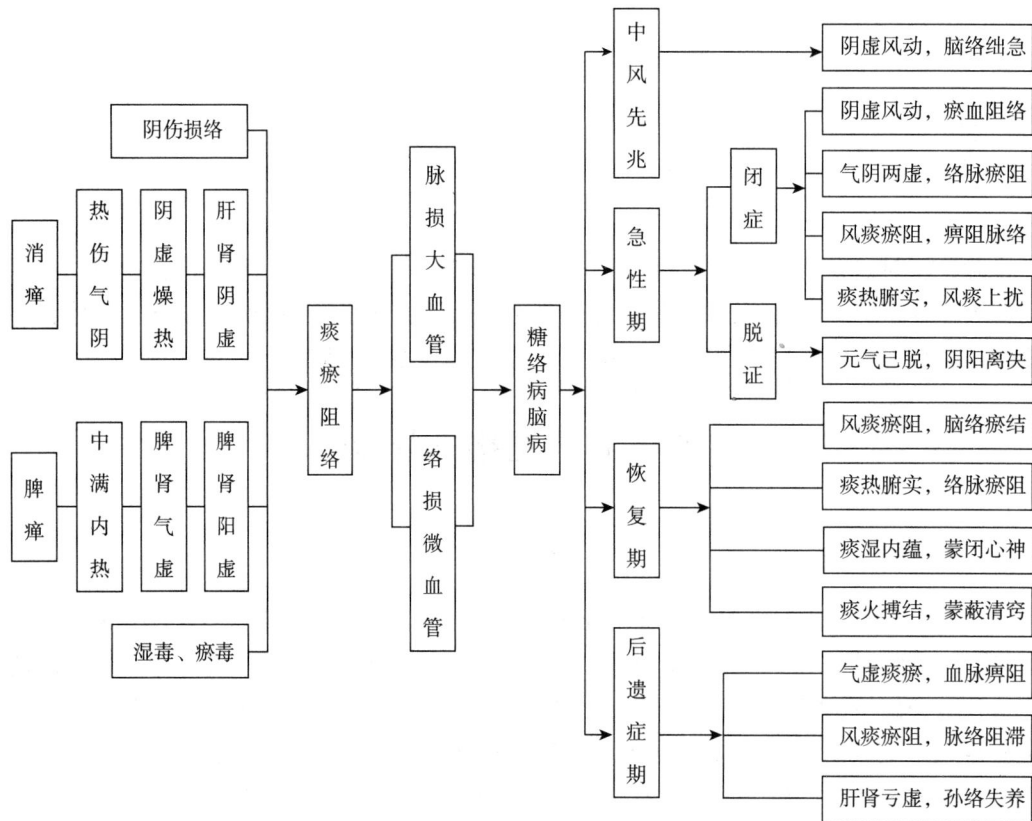

图 4-1　糖络病脑病病因病机

三、辨证论治

（一）治则治法

辨治糖络病脑病应在"因机病证"结合的前提下审证求因、分期、分态、分证论治，急则治其标，缓则治其本。尤在泾在《金匮翼·偏风》中云："经络者，血气所流注，不可塞也，塞则气血壅而废矣，和利阴阳，疏瀹经络，治内伤之道也。"糖络病脑病病理演变涉及络气虚滞、络脉瘀阻、络脉绌急、络脉瘀塞、络脉瘀结等证，诸证根本在于络脉阻滞，临床应仔细辨别风、痰、火、瘀及风痰、痰瘀等邪气，治疗以疏通脑络为主要原则，祛除病因使脑络通利。若处于急性期，采用息风、化痰、泻火、祛瘀等方法，使脉道通利、脑络宣通；若处于慢性期或后遗症期，采用益气、养阴、补血等方法，使气血充盈、脑络得养。如此以通为先、以通为用、以补为通、通补结合，可从根本上改善络阻与络虚的病理本质。

（二）分期辨证论治

1. 中风先兆期（阴虚风动、脑络绌急证）

症状：年龄常在40岁以上，眩晕昏视，遍身无力麻木，头麻胀痛，一过性晕厥或言謇，步态不稳，神倦嗜卧，健忘，舌紫暗，舌下瘀丝瘀点，脉弦滑或弦细等。

治法：清脑降压，活血通络。

方药：清脑通络汤加减。草决明、川芎、赤芍、山楂、丹参、磁石、菊花、葛根、地龙、豨莶草、川牛膝、水蛭。

加减：口苦咽干、心烦易怒者，加黄连、山栀以清心除烦；头晕、头痛，加夏枯草以清利头目。

2. 急性发作期

（1）闭证

①风痰瘀血，脑络瘀结证

症状：半身不遂，肢体麻木，神志迷蒙，口眼㖞斜，头晕目眩，舌强语謇，舌淡暗，苔白厚腻，脉弦。

治法：息风化痰通络。

方药：化痰通络方加减。法半夏、生白术、天麻、胆南星、丹参、香附、酒大黄等。

加减：舌苔黄腻或痰多色黄者，加全瓜蒌、浙贝母、天竺黄以清化痰热；舌质紫暗或有瘀斑，加桃仁、红花、赤芍以活血通络；头晕、头痛，加菊花、夏枯草以清利头目。

②痰热腑实，络脉瘀阻证

症状：突发半身不遂，口眼㖞斜，神昏谵语，烦扰不宁，头晕目眩，痰多黏稠，气粗声高，口干口臭，大便干燥，数日一行，舌红，苔黄厚而燥，或焦黑起刺，脉弦滑或弦数等。

治法：通腑化痰。

方药：星蒌承气汤加减。全瓜蒌、胆南星、生大黄、芒硝。

加减：口苦咽干、心烦易怒者，加黄连、山栀以清心除烦；瘀血征象明显者，可酌情选用通窍活血汤或血府逐瘀汤或桃核承气汤合抵当汤加减。

③痰湿内蕴，蒙闭心神证

症状：头脑昏沉，形体肥胖，肢体瘫软，痰涎壅盛，舌胖大，苔白厚腻，脉沉滑或沉缓等。

治法：涤痰化湿，开窍醒神。

方药：涤痰汤配合灌服或鼻饲苏合香丸加减。制半夏、茯苓、枳实、橘红、胆南星、石菖蒲、远志、竹茹、丹参等。

加减：肢体抽搐，加天麻、钩藤以平肝息风；痰声辘辘，舌苔厚腻者，加苏子、瓜蒌以化痰降浊。

④痰火搏结，蒙蔽清窍证

症状：头脑昏沉，形体肥胖，肢体瘫软，痰涎壅盛，舌胖大，苔白厚腻，脉沉滑或沉缓等。

治法：清化痰热，开窍醒神。

方药：羚羊角汤加减配合灌服或鼻饲安宫牛黄丸。羚羊角、石决明、夏枯草、丹皮、天竺黄、石菖蒲、郁金、远志等。

加减：大便数日未行，可合用星蒌承气汤或大承气汤治疗以通腑泄热。痰多者，加鲜竹沥、胆南星。

（2）脱证

症状：骤然昏仆，不省人事，鼻鼾息微，手撒遗尿，肢体软瘫，汗多肢冷，目闭口开，舌淡苔白，脉微欲绝。

治法：回阳固脱。

方药：选用参附汤加味。人参、附子。

3. 恢复期

（1）阴虚风动，瘀血阻络证

症状：突发半身不遂，或是偏身麻木，口角㖞斜，舌强语謇，烦躁不安，失眠，眩晕耳鸣，手足心热，烦渴多饮，易饥多食，尿赤便干，舌红绛少津或暗红，少苔或无苔，脉细数或弦细数。

治法：育阴息风，化瘀通络。

方药：育阴通络汤加减。生地黄、玄参、花粉、川石斛、钩藤、甘菊花、女贞子、桑寄生、枸杞子、赤白芍、丹参、广地龙。

（2）气阴两虚，络脉瘀阻证

症状：半身不遂，偏身麻木，或见口角㖞斜，或见舌强语謇，倦怠乏力，气短懒言，口干渴，自汗盗汗，五心烦热，心悸失眠，小便或黄或赤，大便干，舌体胖大，边有齿痕，舌苔薄或见剥脱，脉弦细无力或弦细数。

治法：益气养阴，活血通络。

方药：补阳还五汤合生脉散加减。黄芪、党参、山药、玄参、麦冬、葛根、五味子、当归、川芎、桃仁、红花、赤白芍、鸡血藤、牛膝、桑寄生。

（3）风痰瘀血，痹阻脉络证

症状：半身不遂，偏身麻木，口角㖞斜或舌强语言謇涩，头晕目眩，舌质暗淡，舌苔薄白或白腻，脉弦滑。

治法：化痰息风，活血通络。

方药：化痰通络汤加减。法半夏、生白术、天麻、胆星、丹参、香附、酒大黄。

（4）痰热腑实，风痰上扰证

症状：突发半身不遂，偏身麻木，口角㖞斜，言语謇涩，或见神昏谵语，烦扰不宁，头晕或痰多，气粗口臭，声高气促，大便三日以上未行，舌苔黄厚或黄褐而燥，脉弦滑，偏瘫侧脉弦滑而大。

治法：通腑化痰。

方药：通腑化痰汤加减。生大黄、芒硝、全瓜蒌、胆南星、丹参。

（5）痰湿内蕴，蒙塞心神证

症状：素体肥胖多湿多痰，湿痰内蕴，并发神昏，半身不遂而肢体松懈，瘫软不温，面白唇暗，痰涎壅盛，舌暗淡，苔白厚腻，脉沉滑或沉缓。

治法：涤痰化湿，开窍醒神。

方药：涤痰汤加减送服苏合香丸。法半夏、胆南星、枳实、橘红、党参、茯苓、菖蒲、竹茹、全瓜蒌，苏合香丸 1 丸冲服。

4. 后遗症期

（1）半身不遂

①肝阳上亢，脉络瘀阻证

症状：头晕目眩，面赤耳鸣，肢体偏废，强硬拘急，舌红苔薄黄，脉弦有力。

治法：平肝息风，活血通络。

方药：天麻钩藤饮加减。

②气血两虚，瘀血阻络证

症状：面色萎黄，体倦神疲，患侧肢体缓纵不收，软弱无力，舌体胖，舌质紫暗，苔薄。

治法：益气养血，活血通络。

方药：补阳还五汤加味。

（2）音暗

①肾虚音暗证

症状：音暗，心悸气短，下肢软弱，阳痿遗精早泄，腰膝酸软，耳鸣，夜尿频多，舌质淡体胖，苔薄白，脉沉细。

治法：滋阴补肾，开音利窍。

方药：百合固金汤加减。

②痰阻音暗证

症状：舌强语涩，肢体麻木，或见半身不遂，口角流涎，舌红苔黄，脉弦滑。

治法：祛风化痰，宣窍通络。

方药：选用解语丹加减。

（3）口眼歪斜

症状：口眼歪斜，或见半身不遂，口角流涎，舌红苔黄，脉弦滑。

治法：祛风，化痰，通络。

方药：选用牵正散加味。

（三）靶方靶药

1. 急性期

（1）闭证（痰瘀闭阻，热结腑实）

靶方：桃核承气汤合抵当汤。高热神昏者送服安宫牛黄丸，抽搐惊厥者送服紫雪丹，昏睡痰盛者送服至宝丹或苏合香丸。

（2）脱证（心阳暴脱）

靶方：参附注射液静滴，参附汤鼻饲。

靶药：山萸肉、红参。

（3）高血糖高渗

靶方：白虎加参汤，黄连泻心汤。

靶药：石膏、知母、黄连、天花粉、生地黄、葛根。

（4）降脂

靶方：小陷胸汤合抵当汤。

靶药：红曲、五谷虫、生山楂。

（5）降压

靶方：葛根芩连汤、天麻钩藤饮。

靶药：活血用茺蔚子、水蛭；利水用茯苓、泽泻；颈型高血压用松节、葛根。

2. 后遗症期

靶方：补阳还五汤。

靶药：通络用地龙、蜈蚣、全蝎。

四、其他治疗方法

（一）中成药

中成药的选用必须适合其中医证型，建议选用无糖颗粒剂、胶囊剂、浓缩丸或片剂。急性发作治疗时也可配合清开灵注射液、血栓通注射液、复方丹参注射液等中药制剂静脉滴注。

1. 复方丹参滴丸　用于糖尿病性脑血管病血瘀证。吞服或舌下含服。每次 10 丸，每日 3 次，28 天为 1 个疗程，或遵医嘱。

2. 通心络胶囊　用于气虚血瘀阻络型中风病。每次 4 粒，每日 3 次，12 周为 1 个疗程，或遵医嘱。

3. 复方血栓通胶囊　用于糖尿病性脑血管病血瘀兼气阴两虚证。每次 3 粒，每日 3 次，或遵医嘱。

4. 银杏叶片　用于糖尿病性脑缺血所致记忆力减退、痴呆。每次 40mg，每日 3 次，或遵医嘱。

5. 消栓再造丸、消栓口服液　气虚血瘀，风痰阻络中风后遗症。1~2 丸/次，每日 3 次。

（二）针灸

1. 体针　根据病情的轻重，肢体功能障碍程度的不同，辨证取穴。

（1）中风先兆（短暂脑缺血发作）

取穴：上星、百会、印堂、肩髃、曲池、足三里、阳陵泉。眩晕加头维、风池；夜眠不安加四神聪、神门；烦躁者加太冲、合谷。

方法：上星平刺，百会直刺，印堂斜刺，施捻转补泻法，其余穴位直刺平补平泻法，每日一次，每次30分钟。2周1个疗程。

（2）中经络

取穴：内关、人中、三阴交、极泉、尺泽、委中。上肢不能伸者加曲池；手指握固者加合谷、太冲。

方法：先刺双侧内关，捻转提插组合泻法，继用雀啄手法刺人中，其他穴位用直刺平补平泻法，每日一次，每次30分钟。2周1个疗程。

（3）中脏腑

闭证：取内关、人中，用泻法，取十宣，以三棱针点刺放血，每穴出血量1~2mL。

脱证：取内关、人中，用泻法，取气海、关元、神阙，施隔附子饼灸法，持续4~8小时，取太冲、内庭，施补法。

（4）后遗症期

口眼歪斜：取风池、太阳、下关、地仓透颊车、健侧合谷。

失语：取上星透百会、风池；取金津、玉液，三棱针点刺放血；加廉泉、通里、天柱。

上肢不遂：取曲池、风池、极泉、尺泽、合谷、八邪、肩髃、外关。

下肢不遂：取委中、三阴交、环跳、阳陵泉、昆仑。

构音障碍、吞咽障碍：取内关、人中、风池、廉泉。

以上诸穴，除特殊刺法外，均用平补平泻手法，隔日一次，每次30分钟至1小时，1~1.5个月为1个疗程。

2. 头针　偏侧运动障碍取对侧运动区；下肢瘫取对侧运动区上1/5、对侧足运区；上肢瘫取对侧运动区中2/5；面部瘫，流涎、舌歪斜、运动性失语，取对侧运动区下2/5。

偏身感觉障碍取对侧感觉区；下肢感觉障碍，取对侧感觉区上1/5，对侧足感区；上肢感觉障碍，取对侧感觉区中2/5；头部感觉障碍，取对侧感觉区下2/5。

3. 耳针　取下屏尖、耳神门、肾、脾、心、肝、眼、胆、缘中、耳尖、瘫痪相应部位、降压沟。每次取3~5穴，针双侧，用毫针中等刺激。闭证可耳尖放血；后遗症隔日1次。10次为一疗程，休息五天进入第二疗程，疗程长短视病情而定。

4. 灸法　以足阳明经穴为主，辅以太阳、少阴经穴。言语謇涩配哑门、廉泉、通里；口眼㖞斜配翳风、地仓、颊车、下关、合谷、攒竹、太冲；下肢瘫痪配环跳、大肠俞、阴陵泉、足三里、承扶、风市、悬钟、三阴交、委中；上肢瘫痪配肩髃、手三里、合谷、外关。

方法：治疗时每次选3~5穴，每穴灸1~3分钟，或5~7壮，初病每日灸1次，恢复期隔日灸1次，15次为1个疗程。

（四）自我调护

调节情志，饮食宜忌，预防褥疮，功能锻炼。

五、预后转归

急性脑梗死是糖络病的一个严重并发症，致死率、致残率均较单一疾病危害大，预后差。由于糖络病患者易并发高血压、高脂血症及其他代谢紊乱，使血液黏稠度高，导致血管栓塞性疾病，特别是大血管主干支梗死。积极控制血糖水平可以改善病情，降低病死率，提高患者的生存质量。发生脑梗死后，配合中医中药治疗及康复治疗，能够有效促进患者语言及肢体功能恢复，提高生存质量。

附：西医诊断和治疗

糖尿病脑血管病（diabetic cerebrovascular disease，DCD）是指由糖尿病诱发的脑血管病，在糖、脂肪和蛋白质等一系列营养物质代谢紊乱的基础上，产生的颅内大血管和微血管病变，主要与糖尿病代谢紊乱、内分泌失调、血液高凝状态、微血管病变等因素有关，临床上主要表现为脑动脉粥样硬化、无症状性卒中和急性脑血管病等。

糖尿病脑血管病是糖尿病致死致残的主要原因之一，其发病率约为 16.4%～18.6%。国内对糖尿病合并脑血管病变分析显示缺血性脑血管病占 89.1%，出血性脑血管病仅占 10.9%，糖尿病患者中脑血栓比脑出血明显为多。

糖尿病脑血管病的发病机理尚未阐明，已有的研究证实糖尿病脑血管病的发生是多种因素相互重叠和紧密联系发挥作用的结果。糖尿病脑血管病的基本病理基础为动脉粥样硬化及微血管基底膜增厚，糖原沉积，脂肪样及透明变性。

（一）诊断标准

1. 症状　前驱主要表现为头晕、头痛、记忆力减退、肢体感觉异常或乏力、语言不利等；发作时头痛较剧，伴恶心、呕吐，或意识丧失，或有抽搐，或突然肢体偏瘫，或肢体突然变得痿弱不利。

2. 体征

（1）颈内动脉系统：绝大多数以偏瘫为主要表现。颅内动脉闭塞，患侧偏盲；大脑前动脉闭塞，瘫痪以足和小腿为主，旁中央小叶受累则尿失禁；大脑中动脉闭塞，内囊受累出现偏瘫、偏身感觉障碍及偏盲；累及主侧半球有运动性失语，非主侧半球有失用、失认及体象障碍；表浅支受累时，对侧面部和上肢轻瘫。

（2）椎-基底动脉系统：大脑后动脉一侧病变，对侧同向偏盲，中央视力存在；双枕叶梗死者出现皮质盲，视力丧失，光反射存在；累及主侧半球颞、顶叶者有失写、失读、失认等表现，而偏盲、偏瘫、偏身感觉障碍等"三偏"症状较少见。

3. 实验室检查

（1）生化检查、血糖监测及糖耐量试验：主要用于判断病情和预后，指导临床治疗。

（2）影像学检查：糖尿病脑梗塞通过 CT 检查，结合血糖、病程和病史可明确诊断。

（二）鉴别诊断

1. 脑出血　多在活动时或情绪激动时发病，多数有高血压病史而且血压波动较大，起病急，头痛呕吐意识障碍较多见，脑 CT 扫描可见高密度出血灶。

2. 脑肿瘤　原发脑肿瘤发病缓慢，有时脑转移肿瘤发病与急性脑血管病相似，应及时做脑 CT 扫描，如果不能鉴别，应进一步行脑 MRI 检查以明确诊断。

（三）西医治疗原则

糖尿病缺血性脑血管病，急性期的主要治疗原则是增进血供、氧供及其利用，减少梗死区或半暗带区；降低脑代谢，尤其是发热、高血糖等高代谢因素；防止并发症；预防复发。

糖尿病出血性脑血管病，急性期主要防止进一步出血，降低颅内压，控制脑水肿，控制血糖，维持生命功能，预防并发症的发生。

急性期血糖控制目标（空腹或餐前血糖 7.8～10.0mmol/L，餐后 2 小时或随机血糖 7.8～13.9mmol/L）。恢复期应控制糖化血红蛋白小于 7.0%；如糖尿病病史短、预期寿命长且无严重心血管疾病者，控制糖化血红蛋白在 6.5% 以下；而有严重低血糖事件发生史，预期寿命短，存在严重微血管或大血管并发症，存在其他严重并发症，及糖尿病病史长且应用包括胰岛素在内的多种药物都难以控制血糖者，可将糖化血红蛋白目标放松至 8.0% 以下。

第二节　糖络病心病

一、概述

糖络病心病是糖络病合并心脏病变，以大血管病变为主。在中医学中论述较少，亦无相应的病名，依其临床表现，可将其归属于糖络病并发或伴有"心悸""怔忡""胸痹""心痛""厥心痛""真心痛""水肿"等病范畴。糖络病和心脏病的内在联系可追溯到内经，如《灵枢·五变》中提出"五脏柔弱者，善病消瘅"，《灵枢·本脏》中又进一步说明了"心脆则善病消瘅热中"，《灵枢·邪气脏腑病形》也提到"心脉微小为消瘅"，说明了糖络病与心这一重要脏器间的关系。此后，不少古籍中明确记载了糖络病可并发心病。《伤寒论·辨厥阴病脉证并治》中"消渴，气上撞心，心中疼热"，是较早的"心中疼热"的记载。《诸病源候论》载有"消渴重，心中痛"，认为"心中痛"是糖络病晚期重症之一。《丹溪心法·消渴证治》中亦有"……其热气上腾，心虚受之，心火散漫，不能收敛，胸中烦躁，舌赤唇红，此渴饮常多，小便数而少，病属上焦，谓之消渴"的记载，揭示了"心虚"的致病机理及其症状表现。张从正指出"夫一身之心火……四脏皆消尽，则心始自焚而死矣"，确立了以火为起因，由表及里，由腑及脏，最后及心的传变规律，说明糖络病晚期必累及于心。《临证指南医案·三消》

曰："心境愁，内火自燃，乃消渴火病。"《医宗己任编·消症》曰："消之为病，源于心火炎炽……然其病之路，皆由不节嗜欲，不慎喜怒。"皆揭示了心与消渴发病的关系。《圣济总录》载用止渴瓜蒌饮治疗"口干舌焦，饮水无度，小便数多，心欲狂乱"，用瞿麦穗汤治疗"消渴后头面脚膝浮肿……心胸不利"，可视为治疗糖络病心病较为明确的记载。

二、病因病机

糖络病心病为糖尿病迁延日久，累及心脏，因心气阴虚或心脾两虚，致痰浊、瘀血内阻心络，或素体心阴阳亏虚，或久病而致心肾阳虚。发病初期为心之气阴不足，心脾两虚，心脉失养，或脾虚痰浊闭阻，胸阳不振；渐至伤及肝、肾，血瘀阻塞心络，心之络脉绌急；病变晚期，心气衰微，水饮停聚，痰、瘀、水互结，络脉受阻，甚或阴损及阳，阴竭阳绝，阴阳离决。

（一）阴虚燥热是糖络病心病的基本病机

糖络病阴虚燥热日久，必致气阴两虚，心脾两伤，五脏脆弱，变生他病。如阴虚燥热，炼液成痰，或因脾虚湿困，水津不运出现痰湿阻滞；阴虚内热，热伤血络而成瘀血，痰瘀互结；或因病损及阳，气阳虚弱不能推动血脉，导致痰湿瘀郁结于心脉，形成糖络病心病。本病的发生是在阴虚为本的基础上，以虚致实，形成痰湿瘀血，又因实致虚，使五脏受损，心用失常，形成恶性循环。虚、火、痰、瘀累及心脏而成本病。故阴虚燥热既是糖络病的基本病机，也是糖络病心病的发病基础。

（二）心脾两虚是糖络病心病的病机关键

糖络病的基本病机是肺脾肾阴虚燥热。阴虚燥热日久，不断耗气伤阴，导致气阴两虚；或年老体虚，劳倦内伤，肾气亏损，进而运行失畅，痰瘀内停；阴虚火旺，煎熬津液，津亏液少亦可成瘀成痰；痹阻于心脉，使心体受损，心用失常，心神不安而发本病。脾气虚弱在糖络病心病的发病过程中也起了重要作用。糖络病人多食多饮，使中土受伤，或燥热伤气或治疗失当，过用清热之品，使脾气亏损，脾失健运，痰湿内生，痰湿之邪阻滞气机，痰气互阻也可引起心脉不通而导致本病。因此，心脾两虚是糖络病心病的病机关键。

（三）心血瘀阻贯穿糖络病心病的始终

在本病的发生发展过程中，瘀血阻滞发挥着重要作用并贯穿始终。其瘀血的形成主要与下列因素有关。一是阴虚内热所瘀。阴虚燥热，津亏液少，势必不能载血循经畅行，加之瘀热在里，还可化热伤阴，终致阴虚与血瘀并见。二是气虚致瘀。气为血帅，气虚无力鼓动血行则瘀。三是阳虚致瘀。阳虚则寒，寒则血凝涩导致血瘀。四是气滞血瘀。瘀血内停，津液的运行输布失常，不能发挥其正常的濡养作用，导致糖络病及其并发症的发生发展。

（四）痰湿瘀郁互结是糖络病心病的相关致病因素

气血阴阳不足，脏腑功能衰退的病理过程，必然影响气血津液的正常气化而产生病理性代谢产物痰浊、瘀血。中医认为，痰瘀同源相生而互结；互为因果而相兼，痰来于津，瘀本乎血，津与血在生理上同源，痰与瘀在病理上相关，两者可以相互转化，相兼而病，正是由于正气不足，脾气虚弱，运化无权，精微不化而痰浊内生；心气虚，不通达于血络，血无气，停留为瘀，导致痰瘀互结，痹阻于心脉而发病。

（五）情志失调是糖络病心病发病和病情加重的重要原因之一

气逆化火，消灼阴津，血脉不行，是形成糖络病及其并发症的主要原因。糖络病病人在其漫长的病程中，多有心境恶劣，七情不畅，气机郁滞，导致肝郁脾虚，痰浊而生，心气郁结，血液瘀阻等病理过程，反过来加重气机的郁滞，因郁致病和因病致郁，形成恶性循环，使痰瘀郁互结于心脉，引发或加重糖络病心病。

三、辨证论治

（一）治则治法

糖络病心病以气血阴阳亏虚为本，气滞、痰浊、血瘀、寒凝为标，故治疗上要抓住气、血、阴、阳的关键，按照病机的演变规律，结合糖络病心病病理特点，采取灵活的治疗原则。

首先要辨别虚实，分清标本。本虚者胸隐痛而闷，因劳累而发，多属心气不足；绞痛兼见胸闷气短，四肢厥冷，则为心阳不振；隐痛时作时止，缠绵不休，动则多发，则属气阴两虚。标实者闷重而痛轻，兼见胸胁胀痛者多属气滞；胸部闷而痛，多属痰浊；胸痛如绞，遇寒则发，为寒凝心脉；刺痛固定不移，夜间多发，舌紫暗或有瘀点、瘀斑，由心脉瘀滞所致。除此之外还有虚实夹杂证，临证时应予详细辨别。虚证当以益气养阴为主，根据兼瘀、痰、寒、水的不同，分别采用活血通络、健脾祛痰、宣痹通阳、祛寒通络、温阳利水等治法。病到后期，虚中有实，病情复杂，则宜标本兼顾，攻补兼施。

（二）辨证论治

1. 气阴两虚证

症状：胸闷隐痛，时作时止，心悸气短，神疲乏力，自汗，盗汗，口干欲饮，舌偏红或舌淡暗，少苔，脉细数或细弱无力或结代。

治法：益气养阴，活血通络。

方药：生脉散加减。太子参、麦冬、五味子、三七、丹参。

加减：口干甚，虚烦不得眠加天冬、酸枣仁；气短甚者加黄芪、炙甘草。

2. 痰浊阻滞证

症状：胸闷痛如窒，痛引肩背，心下痞满，倦怠乏力，肢体重着，形体肥胖，痰多，舌体胖大或边有齿痕，舌质淡或暗淡，苔厚腻或黄腻，脉滑。

治法：化痰宽胸，宣痹止痛。

方药：瓜蒌薤白半夏汤加减。瓜蒌、薤白、半夏、白酒、干姜。

加减：痰热口苦加黄连。

3. 心脉瘀阻证

症状：心痛如刺，痛引肩背、内臂，胸闷，舌质紫暗，脉细涩或结代。

治法：活血化瘀，通络止痛。

方药：血府逐瘀汤加减。桃仁、当归、红花、赤芍、牛膝、柴胡、桔梗、枳壳、生地黄、生甘草。

加减：心痛甚者加三七、延胡索、丹参；脉结代可加炙甘草、人参、桂枝。

4. 阴阳两虚证

症状：头晕目眩，心悸气短，大汗出，畏寒肢冷，甚则晕厥，舌淡，苔薄白或如常，脉弱或结代。

治法：滋阴补阳。

方药：炙甘草汤加减。炙甘草、生地黄、人参、桂枝、生姜、阿胶、麦冬、火麻仁、当归。

加减：五心烦热加女贞子、旱莲草；畏寒肢冷甚加仙茅、淫羊藿。

5. 心肾阳虚证

症状：猝然心痛，宛若刀绞，胸痛彻背，胸闷气短，畏寒肢冷，心悸怔忡，自汗出，四肢厥逆，面色㿠白，舌质淡或紫暗，苔白，脉沉细或沉迟。

治法：益气温阳，通络止痛。

方药：参附汤合真武汤加减。人参、附子、白术、茯苓、白芍。

加减：面色苍白、四肢厥逆加大人参、制附子用量；大汗淋漓加黄芪、煅龙骨、煅牡蛎。

6. 水气凌心证

症状：气喘，咳嗽吐稀白痰，夜睡憋醒，或夜睡不能平卧，心悸，动辄加剧，畏寒，肢冷，腰酸，尿少，面色苍白或见青紫，全身水肿，舌淡胖，苔白滑，脉沉细或结代。

治法：温阳利水。

方药：葶苈大枣泻肺汤合真武汤加减。葶苈子、制附子、茯苓、白术、人参、白芍、桂枝、五加皮。

加减：胸腹水加桑白皮、大腹皮。

（三）靶方靶药

1. 本病常合并血压、血脂异常，故在治疗过程中，针对血糖，可选用降糖靶药黄连、知母、葛根等；针对血脂，可选用降脂靶药荷叶、山楂、红曲等；针对血压，可选用降压靶药决明子、茺蔚子、天麻、钩藤等。

2. 本病的首要病机为瘀血阻滞，心脉壅塞不通。故治疗上可加入辛香之品，如桂枝、薤白、葱、韭、麝香及酒类，"络以辛为泄"，辛香者宣，横贯穿透，使壅塞不通者宣而散之，如此方可入络，且辛香之品兼具引经作用，能引诸药达于病所。

3. 糖尿病心脏病尤其是肥胖患者，往往是在膏浊蓄积的基础上形成的痰浊瘀交错为患，瓜蒌薤白半夏汤能开胸痹、化痰瘀，是治疗的靶方，同时需合用三七、丹参活血化瘀、通行脉络。

四、其他治疗方法

（一）中成药

中成药的选用必须适合该品种的中医证型，切忌盲目使用。建议选用无糖颗粒型、胶囊剂、浓缩丸或片剂。

1. 通心络胶囊　每粒 0.26g。口服，一次 2~4 粒，一日 3 次。益气活血，通络止痛。用于冠心病心绞痛属心气虚乏，血瘀络阻证。

2. 复方丹参滴丸　每丸 27mg。口服或舌下含服，一次 10 丸，一日 3 次；急性发作时，一次 10~15 粒。活血化瘀，理气止痛。用于气滞血瘀所致的胸痹，症见胸闷、心前区刺痛等。

3. 速效救心丸　每粒 40mg。含服，一次 4~6 粒，一日 3 次；急性发作时，一次 10~15 粒。行气活血，祛瘀止痛，增加冠脉血流量，缓解心绞痛。用于气滞血瘀型冠心病、心绞痛。

4. 参松养心胶囊　每粒 0.4g。口服。一次 2~4 粒，一日 3 次。益气养阴，活血通络，清心安神。用于治疗冠心病室性早搏属气阴两虚，心络瘀阻证。

5. 芪苈强心胶囊　每粒 0.3g。口服。一次 4 粒，一日 3 次。益气温阳，活血通络，利水消肿。用于冠心病、高血压病所致轻、中度充血性心力衰竭证属阳气虚乏，络瘀水停者。

6. 地奥心血康胶囊　每粒含地奥心血康 100mg。口服。一次 1~2 粒，一日 3 次，饭后服用。活血化瘀，行气止痛，扩张冠脉血管，改善心肌缺血。预防和治疗冠心病、心绞痛以及瘀血内阻之胸痹、眩晕、气短、心悸、胸闷或痛症。

7. 麝香保心丸　每丸 22.5mg。口服。一次 1~2 丸，一日 3 次；或症状发作时服用。用于气滞血瘀所致的胸痹，症见心前区疼痛、固定不移。

8. 养心氏片　每片 0.3g。口服。一次 4~6 片，一日 3 次。用于气虚血瘀所致的胸痹，症见心悸气短、胸闷、心前区刺痛。

（二）中药注射剂

1. 复方丹参注射液　适用于心绞痛及急性心肌梗死。

2. 参麦注射液　益气固脱，养阴生津，生脉。用于治疗气阴两虚型之休克、冠心病等。

3. 参附注射液　回阳救逆，益气固脱。主要用于阳气暴脱的厥脱症（感染性、失血性、失液性休克等）；也可用于阳虚（气虚）所致的惊悸、怔忡、喘咳等。

临床上用于治疗心血管病的中成药及中药注射剂很多，只要是不含糖的剂型几乎都可用于糖尿病心脏病的治疗，但一定要辨证施治，切忌辨病不辨证。

（三）针灸

1. 心律失常

（1）体针

主穴：心俞、巨阙、内关、神门。

功用：宁心安神，定悸。

手法：平补平泻法，阳虚和血瘀者用温法。

（2）耳针

取穴：心俞、神门、皮质下、胰俞、交感、内分泌。

手法：每次 3~4 穴，中等刺激留针 15~30 分钟，一日一次或用压丸法。

2. 冠心病心绞痛

（1）体针

主穴：巨阙、膻中、心俞、厥阴俞、膈俞、内关。

功用：益气活血，通阳化浊。

手法：捻转泻法，久留针。

（2）耳针

取穴：心、交感、神门、内分泌。

方法：强刺激，久留针，间歇行针，或压丸法。

3. 慢性心力衰竭

（1）体针

主穴：心俞、厥阴俞、膏肓俞、膻中、大椎、内关。

功用：补心气，温心阳。

手法：先泻后补或配灸法。

（2）耳针

取穴：心、肾、神门、交感、平喘、皮质下、肾上腺。

方法：强刺激留针 30~60 分钟。

五、预后转归

总的来说，糖尿病患者较普通人心脏病的发病要早、病情更重、预后更差。病之初多以实证为主，寒凝、气滞、血瘀、痰阻相互影响；在实证形成的过程中，阴、阳、气、血渐虚，常交互出现，逐渐加重。若辨证准确，及时治疗，标本兼顾，去除诱因，病情一般可得到控制和缓解。若失治误治，病情可不断进展，最终导致心脉闭塞，可发为心肌梗死，若合并心力衰竭、心源性休克，常危及生命。

附：西医诊断和治疗

糖尿病心脏病（diabetic cardiopathy，DC）是糖尿病患者在糖脂代谢紊乱的基础上并发或伴发的心脏血管系统病变，涉及心脏的大、中、小、微血管损害，包括冠状动脉粥样硬化性心脏病（冠心病）、微血管病变性心肌病和心脏自主神经功能失调所致的心律失常和心功能不全。

冠心病是糖尿病最主要的心血管病变，是心脏冠状动脉发生粥样硬化，血管壁形成斑块，致使管腔狭窄或闭塞，血流量减少，造成心脏组织缺血和坏死，该病变可波及多个部位，以弥漫性、多支同时发生病变为特点。临床上可表现为胸闷，活动后气促，心绞痛，严重者可有心力衰竭、心肌梗死、心律失常甚至猝死。

糖尿病心肌病是糖尿病对心肌细胞的损害，主要表现为心肌肥大和纤维化。以心肌形成微小动脉瘤，微血管狭窄或阻塞，导致组织缺血缺氧。心肌改变，导致心肌肥厚、心肌纤维化及心肌间质病变，使心肌功能减退，心室的顺应性下降，最终导致心室肥厚，心脏扩大，左室舒张功能受损早于收缩功能的异常，后期则心功能不全。糖尿病心肌病多数比较隐匿，初期常无明显的症状，病情进展可出现乏力、心慌、气短、胸部憋闷，偶尔出现胸痛，疼痛程度较非糖尿病患者要轻，晚期可出现水肿、浆膜腔积液、心功能不全等表现。

糖尿病心脏自主神经病变是由于高血糖状态下，神经营养障碍和维生素缺乏，导致心脏神经病变。早期为副交感神经异常，晚期累及交感神经，常因晕厥、恶性心律失常以及心衰而致死。糖尿病心脏自主神经病变由于神经感觉麻木，可引起糖尿病无痛性心肌梗死和猝死，是糖尿病死亡率增加的一个主要原因。

（一）诊断标准

1. 糖尿病冠心病

（1）有糖尿病病史，年龄大于40岁。

（2）有明显诱因，如劳累、情绪变化，还包括饱餐、受寒、阴雨天气等因素。

（3）有心绞痛表现，常不典型。一般表现为胸闷痛，心前区不适，常为绞痛、紧缩、压迫或沉重感，疼痛放射至后颈背、左肩、上腹部，持续时间几分钟，休息或舌下含服硝酸甘油片常在30秒至数分钟内缓解。

（4）心电图有典型或不典型心肌缺血，休息时心电图心肌缺血的意义大于非糖尿病病人。糖尿病心肌梗死大多有不典型心电图，可表现为ST段抬高或者非ST抬高和有Q波或无Q波心肌梗死。

（5）心肌梗死可检测到心脏标记物（肌钙蛋白T或I，血清酶学改变）。

（6）具有两条以上冠心病危险因子，如高血压、高脂血症、尿微量白蛋白、高胰岛素血症、吸烟、家族史。

2. 糖尿病心肌病

（1）症状：糖尿病伴心悸、胸闷、气短、乏力、呼吸困难、紫绀、浮肿。

（2）心电图改变：房室传导阻滞及室内传导阻滞，室性早搏，心房纤颤，左心室扩大，有的只有 ST 改变。

（3）胸部 X 线摄片：心脏扩大，肺淤血。

（4）超声心动图：左心室扩大，室壁运动减弱、消失或僵硬，心功能下降。

（5）心功能检查：收缩前期（PEP）延长，左室射血时间（LVET）及 PEP/LVET 比值增加。

（6）除外其他器质性心肌病者。

3. 糖尿病心脏自主神经病变

（1）糖尿病史。

（2）有静息心率变化或固定心率；体位性低血压表现；无痛性心肌梗死等，并伴其他脏器神经病变，如胃轻瘫、糖尿病神经源性膀胱等。

（3）乏氏动作指数、深呼吸试验、卧立位心率差等功能检查符合糖尿病心脏自主神经病变。

（二）鉴别诊断

1. 非糖尿病性冠心病　可通过病史、血糖、糖化血红蛋白检查予以鉴别。

2. 急性心肌梗死应激状态高血糖　急性心肌梗死时机体通过大脑垂体-肾上腺系统，促使肾上腺皮质激素大量分泌及肾上腺髓质激素分泌增加，具有拮抗胰岛素作用，使血糖上升，糖耐量减低，但随着病情好转，3~6 个月可恢复正常。

3. 低血糖症　糖尿病人注射胰岛素时可出现低血糖反应，如心悸、大汗出、头晕等症，通过监测血糖鉴别。

（三）西医治疗原则

1. 控制危险因素　包括糖代谢紊乱、高血压、高血脂和吸烟。

（1）糖尿病基础治疗：在饮食和运动治疗的基础上，选择合适的降糖药物治疗，要特别强调防治低血糖的发生，以免诱发心、脑血管意外。

（2）控制高血压：高血压的治疗应包括生活方式干预，着重于运动、减轻体重、限盐及限制饮酒，药物治疗以血管紧张素转换酶抑制剂或血管紧张素 Ⅱ 受体拮抗剂为首选。为达到降压目标，通常需要多种降压药物联合应用，使用 β 受体阻断剂和噻嗪类利尿剂需注意药物对糖代谢的不良影响。

（3）调节血脂：在进行调脂治疗时，应将降低低密度脂蛋白胆固醇作为首要目标。根据血脂检验的指标有针对性地选择降血脂药物，并接受强化的生活方式干预治疗，包括减少饱和脂肪酸和胆固醇的摄入、减轻体重、增加运动及戒烟、限酒、限盐等。

2. 糖尿病冠心病的治疗　抗血小板治疗、抗凝治疗，应用 β 受体阻滞剂、硝酸酯类药物、钙通道阻滞剂，以及状动脉重建术等。

3. 糖尿病急性心肌梗死的治疗　急性心肌梗死患者均应进入 CCU 病房，吸氧，心电图和血压监测，检查心肌酶谱，进行评价，解除焦虑，解除疼痛；心肌再灌注治疗，包括静脉溶栓和急行经皮冠状动脉介入；出现严重心律失常、心力衰竭或心源性休克等并发症时应及时处理。

4. 心功能不全的治疗

（1）非药物治疗：主要包括减轻心脏负荷和增强心肌收缩力。休息是减轻心脏负荷的主要措施之一，包括限制体力和心理活动。低盐饮食也是减轻心脏负荷的方法之一。

（2）心力衰竭的治疗：选用利尿剂和（或）硝酸酯类药物；若出现窦性心动过速，加用钙通道阻滞剂；快速房颤可使用洋地黄，避免用血管扩张剂。

（3）晚期左心衰竭的治疗：选用 ACEI 类；利尿剂改善充血症状和消除水肿；洋地黄类；其他正性肌力药物；扩张血管药物；其他辅酶 Q10、多种维生素等。

5. 糖尿病心脏自主神经病变的治疗

（1）使用醛酶还原酶抑制剂和食物中补充肌醇等有助于防治神经病变。

（2）β-肾上腺素受体阻滞剂：心动过速选用心得安。

（3）钙拮抗剂：快速心律失常，用异搏定、地尔硫䓬。

（4）心功能不良：洋地黄与利尿药合用。

（5）体位性低血压的治疗：体位改变时动作要缓慢，避免骤然起立，平时宜穿弹力袜、紧身裤或用弹力绷带，以减少直立时下肢静脉血液瘀滞。必要时服用强的松等药物。

（6）大量补充维生素：如 B 族维生素、维生素 C、维生素 E 和烟酸、弥可保、硫辛酸。

（7）其他支持疗法：三磷酸腺苷（ATP）、辅酶 A、辅酶 Q10、肌苷均可选用。

第三节　糖络病足

一、概述

古代中医对糖络病足有相关记载，《圣济总录·消渴门》曰："消渴者……久不治，则经络壅涩，留于肌肉，发为痈疽。"王焘《外台秘要》云："消渴病……多发痈疽。"根据下肢末端疼痛、感染、溃疡、坏疽等临床表现，中医学将其归属于"血痹""脉痹""脱疽"等范畴，多发生于糖络病中后期。

二、病因病机

不同医家对糖络病足的病因病机认识各有不同，但目前多认为其属本虚标实、虚实夹杂之候，本虚包括气虚、阴虚、气阴两虚、阳虚、阴阳两虚等，标实多为气滞、血瘀、痰浊、湿热、寒凝、热毒等。其病位在血、脉、筋。消渴日久，耗伤气阴，五脏气血阴阳俱损，肌肤失养，血脉瘀滞，日久化热，灼伤肌肤和（或）感受外邪致气滞、血瘀、痰阻、热毒积聚，以致肉腐骨枯。

三、辨证论治

(一) 治则治法

糖络病足在糖络病各个阶段均可以起病，与湿、热、火毒、气血凝滞、阴虚、阳虚或气虚有关，为本虚标实之证。由于本病既有糖络病和其他合并症的表现，又有足部病变，临床处理较为棘手，一旦发病，病情发展急剧，病势险恶。故临证辨治要分清标本，强调整体辨证与局部辨证相结合，注意扶正与祛邪并重。有时全身表现与患足局部症状并不统一，虽然全身表现为一派虚象，局部表现却可能是实证，要根据正邪轻重而有主次之分，或以祛邪为主，或以扶正为主。

(二) 分期辨证论治

1. 分类论治　糖络病足病程较长，病机复杂，根据其病机演变和症状特征总体可分为"脱疽"和"筋疽"两大类。

(1) 脱疽：患足表现为皮肤干燥瘙痒、汗毛脱落、趾甲变形等营养不良状态。或肢端皮温低，动脉搏动减弱或消失，间歇性跛行、静息痛等。或肢端刺痛、灼痛、麻木、感觉迟钝或丧失。部分患者表现为肢端皮肤干裂或水疱、血疱、糜烂、各种类型坏疽 (以趾端开始的干性坏疽为主) 或坏死。

(2) 筋疽：患足无间歇性跛行、静息痛；无苍白紫绀，皮温正常或接近正常，甚至较健侧升高；胫后动脉、足背动脉波动存在；足坏疽表现为湿性坏疽和/或混合性坏疽；患足明显肿胀，后期多表现为局部炎性反应；常伴有高热、恶心呕吐等全身中毒症状。

2. 分期论治　糖络病足可分为未溃期和已溃期。

(1) 未溃期

①寒凝阻络证

症状：肢体明显发凉、冰冷，呈苍白色，遇寒冷则症状加重，步履不利，间歇性跛行、多走疼痛加重，小腿酸胀，休息痛减。舌质淡，苔薄白，脉沉迟。

治法：温经散寒通络。

方药：阳和汤 (《外科证治全生集》) 加减。麻黄、熟地、鹿角胶 (烊化)、白芥子、炮姜炭、甘草、肉桂、桂枝。

加减：怕冷明显者加黄芪、党参；局部冷痛者加重桂枝，皮色暗紫者加红花、当归、鸡血藤。

②痰瘀阻络证

症状：肢体发凉怕冷，疼痛，步履沉重乏力，活动艰难，严重者持续疼痛，夜间尤甚、彻夜不寐。肢端、小腿有瘀斑，或足紫红色、青紫色。舌有瘀斑或舌质绛，脉弦涩。

治法：化痰祛瘀通络。

方药：桃红四物汤（《医宗金鉴》）加减。桃仁、红花、熟地、当归、川芎、赤芍、地龙、川牛膝。

加减：局部怕冷者加桂枝、黄芪；局部有热感加丹皮；疼痛明显者加延胡索、水蛭、全蝎。

③湿热阻络证

症状：足局部红、肿、热、痛，烦躁易怒，口渴喜冷饮，舌质暗红或红绛，苔薄黄或灰黑，脉弦数或洪数。

治法：清热利湿通络。

方药：顾步汤（《外科真诠》）加减。黄芪、石斛、当归、牛膝、紫花地丁、太子参、金银花、蒲公英、菊花。

加减：口渴者加天花粉；局部有灼热感加茵陈、黄柏；大便黏腻加炒白术。

④气阴两虚证

症状：患肢皮肤干燥、脱屑、光薄、皲裂，趾（指）甲增厚、变形、生长缓慢，汗毛脱落，肌肉萎缩。出现身体消瘦而虚弱，气短乏力，双目干涩，耳鸣耳聋，手足心热或五心烦热。舌质红或舌体大，苔少或光剥，脉沉细无力。

治法：益气养阴活络。

方药：四神煎（《验方新编》）合六味地黄丸（《小儿药证直诀》）。黄芪、党参、熟地黄、山药、茯苓、白术、玄参、麦冬、桃仁、红花、赤芍、牛膝。

加减：局部皮温低，加肉桂、桂枝；皮色紫暗加水蛭；疼痛加全蝎、延胡索。

（2）已溃期

①湿热毒蕴，筋腐肉烂证

症状：患足局部漫肿、灼热、皮色潮红或紫红，触之患足皮温高或有皮下积液、有波动感，切开可溢出大量污秽臭味脓液，周边呈实性漫肿，病变迅速，严重时可累及全足，甚至小腿，舌质红绛，苔黄腻，脉滑数，趺阳脉可触及或减弱，局部皮温偏高。

治法：清热利湿，解毒化瘀。

方药：四妙勇安汤（《验方新编》）合茵栀莲汤（奚九一验方）加减。金银花、玄参、当归、茵陈、栀子、半边莲、连翘、桔梗。

加减：热甚加蒲公英、虎杖；湿重加车前子、泽泻、薏苡仁；肢痛加白芍、木瓜、海桐皮。

②热毒伤阴，瘀阻脉络证

症状：足局部红、肿、热、痛，或伴溃烂，神疲乏力，烦躁易怒，口渴喜冷饮，舌质暗红或红绛，苔薄黄或灰黑，脉弦数或洪数，趺阳脉可触及或减弱。

治法：清热解毒，养阴活血。

方药：顾步汤（《外科真诠》）加减。黄芪、石斛、当归、牛膝、紫花地丁、太子参、金银花、蒲公英、菊花。

加减：口干、便秘加玄参、生地黄。

③气血两虚，络脉瘀阻证

症状：足创面腐肉已清，肉芽生长缓慢，久不收口，周围组织红肿已消或见疮口脓汁清稀，经久不愈，下肢麻木、疼痛，状如针刺，夜间尤甚，痛有定处，足部皮肤感觉迟钝或消失，皮色暗红或见紫斑，舌质淡红或紫暗或有瘀斑，苔薄白，脉细涩，跌阳脉弱或消失。

治法：补气养血，化瘀通络。

方药：生脉散（《内外伤辨惑论》）合血府逐瘀汤（《医林改错》）加减。党参、麦冬、当归、川牛膝、桃仁、红花、川芎、赤芍、枳壳、地龙、熟地黄。

加减：足部皮肤暗红、发凉，加制附片、川断，或桂枝、细辛、延胡索；疼痛剧烈，加乳香、没药；瘀重加全蝎、水蛭。

④肝肾阴虚，瘀阻脉络证

症状：足局部病变伤及骨和筋脉，溃口色暗，肉色暗红，久不收口，腰膝酸软，双目干涩，耳鸣耳聋，手足心热或五心烦热，肌肤甲错，口唇舌暗，或紫暗有瘀斑，舌瘦苔腻，脉沉弦。

治法：滋养肝肾，活血通络。

方药：六味地黄丸（《小儿药证直诀》）加减。熟地黄、山茱萸、山药、丹皮、茯苓、三七、鹿角霜、地龙、穿山甲、枳壳。

加减：口干、胁肋隐痛不适，加白芍、沙参；腰膝酸软，舌红少苔者加女贞子、旱莲草。

⑤脾肾阳虚，痰瘀阻络证

症状：足发凉，皮温低，皮肤苍白或紫暗，冷痛，沉而无力，间歇性跛行或剧痛，夜间更甚，严重者趾端干黑，逐渐扩大，腰酸，畏寒肢凉，肌瘦乏力，舌淡，苔白腻，脉沉迟无力或细涩，跌阳脉弱或消失。

治法：温补脾肾，化痰通脉。

方药：金匮肾气丸（《金匮要略》）加减。制附子、桂枝、地黄、山茱萸、山药、黄精、枸杞子、三七粉（冲）、水蛭粉（冲）、海藻。

加减：肢端不温，冷痛明显，重用制附子、制川乌、制草乌，加干姜、木瓜；乏力明显，加用黄芪。大便干结不通，加肉苁蓉、火麻仁。

（三）靶方靶药

1. 抑制溃疡处炎症反应

靶药：黄芪能够促进体外培养的糖尿病足溃疡处成纤维细胞增殖，胶原合成增加，并抑制溃疡局部炎症反应。

靶方：复方黄柏液，由黄柏、连翘、金银花、蒲公英、蜈蚣组成。用其浸泡纱布条外敷于感染伤口内或破溃的脓肿内可显著降低糖尿病足患者的血清 TNF-α 和 IL-1 水平，从而减少炎症因子对皮肤损害、促进创面愈合。

2. 增加患处生长因子的表达，促进破溃伤口愈合

靶方：活血生肌汤，由红花、丹参、生黄芪、乳香、党参、川芎、赤芍、大黄、黄柏、生地黄组成。可增加血管内皮生长因子（VEGF）及溃疡局部组织 CD34、CD44、CD38 蛋白表达，地龙提取液可升高糖尿病足患者血清内皮生长因子（VEGF），从而促进新生血管的形成与溃疡创面的愈合。

3. 止痛

靶药：初期多可选用虫类药物止痛，因有些药物现代研究有溶栓之功效，如地龙、水蛭、虻虫、蜈蚣、全蝎等。后期气血不足者，多以养血通络的草药为主，如鸡血藤、大血藤、红藤、丝瓜络等，少佐虫类药材。

4. 证候

靶药：寒证可加用附子、炮姜、桂枝，湿证可加用参苓白术散。热证可加用金银花、连翘、黄芩、黄柏，方用四妙勇安汤或仙方活命饮。痰证加用半夏、胆南星、桂枝等。瘀证用血府逐瘀汤或配合全蝎、蜈蚣、水蛭、穿山甲、皂角刺等通经络、活血软坚散结的药物，若同时伴见下肢无力，怕冷，颜色紫暗偏黑，则用补阳还五汤以补气活血。虚证加用八珍汤治疗，以气血双补。

四、其他治疗方法

（一）外治

重在局部辨证。

1. 清创术　主要分为一次性清法和蚕食清法两种。

（1）一次性清法：适用于生命体征稳定，全身状况良好；湿性坏疽（筋疽）或以湿性坏疽为主，且坏死达筋膜肌肉以下，局部肿胀明显、感染严重、血糖难以控制者。

（2）蚕食清法：适用于生命体征不稳定，全身状况不良，预知一次性清创难以承受；干性坏疽（脱疽）分界清楚者或混合型坏疽，感染、血糖控制良好者。

2. 外敷药

（1）湿热毒盛：疮面糜烂，脓腔，秽臭难闻，肉腐筋烂，多为早期（炎症坏死期），宜祛腐为主。

①六神丸，用于糖络病足最早期，外敷，用冷开水或米醋少许化散，敷搽四周，每日数次，常保湿润，直至肿退为止，适用于创面未破溃时，若创面破溃不可用。

②九一散，用于糖络病足早期，外用，每日换药 1 次。

③银黄洗剂（黄芩、黄连、黄柏、栀子、白鲜皮、紫花地丁、马齿苋），糖络病足早期湿热毒蕴证，外用浸渍法，每日换 1 次药。

④五妙水仙膏（黄柏、紫草、五倍子），用于糖络病足早期湿热毒蕴证，外敷，每日换药 1 次。

⑤美宝湿润烧伤膏，用于糖络病足早期湿热毒蕴证，常规消毒清除坏死组织后外敷，每天 2 次。

⑥紫金膏（当归、黄芪、金银花、土茯苓、皂角刺、生地黄、紫草、生甘草、炉甘石、麝香，药物打粉后按 1∶1 与凡士林混合后，按 0.1～0.2cm 的厚度涂于纱布上），

用于糖络病足热盛毒蕴、血脉瘀阻证，对创面消毒后外敷溃疡面，每日换 1 次药，15 天一个疗程。

（2）正邪纷争：疮面分泌物少，异味轻，肉芽渐红，多为中期（肉芽增生期），宜祛腐生肌为主。

①红油膏，用于糖络病足瘀阻脉络证中期，坏疽较严重，祛腐化瘀生肌为主，每日换药 1 次。

②复黄胜肌愈创油膏（大黄、蛋黄油、紫草、血竭、珍珠粉、龙骨、麻油等）：用于糖络病足早中期热盛毒蕴、血脉瘀阻证，外敷，每日换 1 次药。

（3）毒去正胜：疮面干净，肉芽嫩红，多为后期（瘢痕长皮期），宜生肌长皮为主，方选生肌玉红膏等。

生肌玉红膏，用于糖络病足热毒壅盛所致的疮疡，外用，每日换药 1 次。

（4）正虚邪恋：局部病变伤及骨和筋脉，溃口色暗，肉色暗红，久不收口，可伴足凉，皮温低。

①跌打散瘀油纱（大黄、血竭、丹参、木鳖子、黄芩等）：用于糖络病足热毒伤阴，瘀阻脉络证，或由于阴阳虚损导致的创面久不收口，外用湿敷，每日换 1 次药。

②何氏膏药（黄芪、当归、连翘、黄丹等）：用于阴阳虚损导致的创面久不收口，外敷，每日换 1 次药。

③龙血竭胶囊：用于糖络病足瘀血阻络证，久不收口，外用，取内容物适量，敷患处或用酒精敷患处，也可口服。

（二）中成药

1. 灯盏花素片 用于糖络病足血脉瘀阻证，口服，每次 40mg，每日 3 次。

2. 灯盏花素注射液 用于糖络病足血脉瘀阻证，静脉滴注，一次 10～20mg，用 500mL 5% 葡萄糖注射液加 4~6U 胰岛素稀释后使用，一日 1 次。

3. 毛冬青片 用于热盛血瘀证，口服，每次 0.4~0.5g，每日 3 次。

4. 脉络宁口服液 用于糖络病足阴虚内热，血脉瘀阻证，口服，每次 20mL，每日 3 次。

5. 脉络宁注射液 用于热毒伤阴，瘀阻脉络证，静脉滴注，每次 10~20mL，每日 1 次，10~14 天 1 个疗程，重症患者可连用 2~3 个疗程。

6. 葛根素注射液 静脉滴注，每次 0.4~0.6g，每日一次，15 天 1 个疗程。

7. 丹参川芎嗪注射液 用于血脉瘀阻证，静脉滴注，每次 5~10mL（用 500mL 5% 葡萄糖注射液加 4~6U 胰岛素稀释或生理盐水 250~500mL 稀释）。

8. 金纳多注射液 用于血脉瘀阻证，每日或隔日深部肌肉注射或缓慢静脉推注（病人平卧）5mL；或静脉滴注，每次 35~70mL，每日 2~3 次。

9. 参麦注射液 用于气血两虚，络脉瘀阻证，肌内注射，每次 2~4mL，每日 1 次；或静脉滴注，每次 10~60mL（用 5% 葡萄糖注射液加适量胰岛素稀释）。

10. 刺五加注射液 用于糖络病足脾肾阳虚，痰瘀阻络证，静脉滴注，每次 300～500mg，每日 1~2 次。

11. 血塞通注射液 用于糖络病足瘀血阻络证，肌内注射，每次 100mg，每日 1~2 次；静脉滴注，一次 200~400mg（用 5%~10% 葡萄糖注射液 250~500mL 加适量胰岛素稀释）。

12. 路路通注射液 用于糖络病足瘀血阻络证，肌内注射，每次 100mg，每日 1~2 次；静脉滴注，一次 200~400mg（用 5%~10% 葡萄糖注射液 250~500mL 加适量胰岛素稀释），每日 1 次。

13. 黄芪注射液 用于糖络病足气血两虚或脾肾阳虚，络脉瘀阻证，肌内注射，每次 2~4mL，每日 1~2 次；静脉滴注，一次 10~20mL，每日 1 次。

14. 注射用精致蝮蛇抗栓酶 用于糖络病足瘀血阻络证，静脉滴注，每次 0.5~1 单位，根据病情 2~4 小时后重复注射 1 次。

15. 六神丸 用于糖络病足湿热毒蕴证，口服，成年人每次 10 粒（每 1000 粒重 3.125g），小儿减量，也可外敷。

16. 木丹颗粒 用于糖络病足气血两虚，络脉瘀阻证，口服，每次 7g，一天 3 次，28 天 1 个疗程。

（三）推拿

1. 阴虚火盛血瘀证 推脊柱上段夹脊穴，揉压曲池、肾俞、足三里，双下肢向心性推法，按压气冲穴。

2. 气虚血瘀证 推脊柱中段夹脊穴，揉压百会、中脘、关元、气海、脾俞、肾俞、足三里，双下肢向心性推法，按压气冲穴。

3. 阳虚血瘀证 推脊柱中、下段夹脊穴，脾俞，肾俞，命门，天枢，关元，足三里，双下肢向心性推法，按压气冲穴。

（四）中药浸泡熏洗

1. 清化湿毒法，适用于脓水多而臭秽重、引流通畅者，药用土茯苓、马齿苋、苦参、明矾、黄连、蚤休等煎汤，待温浸泡患足。

2. 温通经脉法，适用于阳虚络阻者，药用桂枝、细辛、红花、苍术、土茯苓、黄柏、百部、苦参、毛冬青、忍冬藤等煎汤，待温浸泡患足。

3. 清热解毒、活血化瘀法，适用于局部红、肿、热、痛明显，热毒较甚者，药用大黄、毛冬青、枯矾、马勃、玄明粉等煎汤，待温浸泡患足。

4. 中药浸泡熏洗时，应特别注意引流通畅和防止药液烫伤。

五、预后转归

足溃疡对患者的生存和愈后有很严重的影响，糖络病足患者远期预后情况欠佳。在糖络病患者中，发生了足溃疡患者的死亡率往往是未发生者的两倍以上。在炎症和感染持续存在、长期血糖波动的情况下，可能诱发心脑肾临床事件的发生，增加心脑肾临床事件所致的死亡。曾经发生过足溃疡或截肢的患者易再发，感染和截肢的概率增高，而增大死亡的风险。中国糖络病足截肢患者具有高龄化特点，老年糖络病足截肢患者具有糖络病病程较长、合并症多、截肢一期愈合率低、二次或多次截肢发生率高的特点，这与老年患者高龄、脏腑功能低下、合并疾病多、组织修复能力降低、感染概率增高有关。因此对于老年糖络病患者，应进行早期干预，预防糖络病足的发生，并对糖络病足患者进行有效的护理干预，从而避免和减轻危害患者生命的因素，降低死亡率的同时提高患者的生活质量。

附：西医诊断和治疗

糖尿病足（diabetic foot，DF）是糖尿病最常见也是导致糖尿病患者致残、致死的严重慢性并发症之一。约4%~25%的糖尿病患者会发生足溃疡。在所有的非外伤性低位截肢手术中，糖尿病患者占40%~60%。在糖尿病相关的低位远端截肢中，有85%发生在足部溃疡后。糖尿病性截肢的5年内死亡率为45%。2017年《中国糖尿病足诊治指南》将DF定义为：糖尿病患者由于合并神经病变及各种不同程度血管病变而导致足部感染、溃疡和（或）深部组织破坏。

（一）诊断标准

1. 临床表现 包括周围神经病变和/或下肢缺血表现，神经病变表现如患肢皮肤干燥无汗，肢端刺痛、灼痛、麻木，感觉减退或缺失、呈袜套样改变，踏棉感；下肢缺血表现，如皮肤营养不良、肌肉萎缩、皮肤干燥、弹性差，皮温下降，色素沉着，肢端动脉搏动减弱或消失，患者可能合并下肢间歇性跛行。DF患者早期肢端麻木、疼痛、发凉和/或间歇性跛行、静息痛，继续发展则出现下肢远端皮肤变黑、组织溃烂、感染、坏疽。由于此病变多发于四肢末端，因此又称为"肢端坏疽"。按临床性质分类分为3种：干性坏疽、湿性坏疽和混合性坏疽。

（1）干性坏疽：糖尿病患者的足部干性坏疽较少，仅占糖尿病足的5%。此型病变基础是小动脉闭塞所致缺血性坏死。临床特点为患肢发凉、怕冷、麻木、酸痛、间歇性跛行，静息痛，患足肌肉明显萎缩，皮肤干燥，汗毛脱落，趾甲增厚且生长缓慢，足趾红肿胀、溃烂坏死，或足趾发黑、干瘪，足背动脉搏动消失等。

（2）湿性坏疽：是糖尿病足中较为常见的足部坏死现象，约占糖尿病足的75%，此型病变基础是微血管基底膜增厚所致微循环障碍。临床特点为患肢发凉、怕冷、麻木、酸痛、间歇性跛行，静息痛，患足肌肉明显萎缩，皮肤干燥，汗毛脱落，趾甲增厚且生长缓慢，足背动脉搏动消失，皮肤损伤感染化脓，局部常有红、肿、热、痛，功能障碍，严重者伴有全身不适，毒血症或败血症等。

（3）混合性坏疽：糖尿病足患者混合性坏疽较干性坏疽稍多见，约占糖尿病足患者的20%。此型坏疽是微循环障碍和小动脉阻塞两类病变并存，既有肢端的缺血干性坏死，又有足和/或小腿的湿性坏疽。临床特点为混合性坏疽是湿性坏疽和干性坏疽的病灶同时发生在同一个肢端的不同部位，混合性坏疽患者一般病情较重，溃烂部位较多，面积较大，常涉及大部或全部手足，感染重时可有全身不适、体温及白细胞增高、毒血症或败血症发生。

2. 诊断依据

（1）糖尿病下肢血管病变的诊断

①符合糖尿病诊断。

②具有下肢缺血的临床表现。

③辅助检查提示下肢血管病变。静息时踝动脉-肱动脉血压比值（ABI）<0.9，或静息时 ABI>0.9，但运动时出现下肢不适症状，行踏车平板试验后 ABI 降低 15%~20% 或影像学提示血管存在狭窄。

（2）糖尿病周围神经病变的诊断：明确的糖尿病病史；在诊断糖尿病时或之后出现的神经病变；临床症状和体征与糖尿病周围神经病变（DPN）相符；以下 5 项检查中如果有 2 项或两项以上异常则诊断为 DPN：①温度觉异常；②尼龙丝检查，足部感觉减退或消失；③振动觉异常；④踝反射消失；⑤神经传导速度有 2 项或 2 项以上减慢。

排除其他病变如颈腰椎病变（神经根压迫、椎管狭窄、颈腰椎退行性变）、脑梗死、格林-巴利综合征、严重动静脉血管病变（静脉栓塞、淋巴管炎）等，尚需鉴别药物尤其是化疗药物引起的神经毒性作用，以及肾功能不全引起的代谢毒物对神经的损伤。

（3）糖尿病足感染：是指糖尿病患者足踝以下部位的感染。糖尿病足感染根据感染范围和症状分为轻中重度，如表 4-1。

表 4-1　糖尿病足感染的 IWGDF/IDSA 分级

分级	临床表现
未感染	无全身或局部症状或感染
感染	下列症状存在 2 项及以上： • 局部肿胀或硬结； • 红斑延伸>0.5cm（创面周围）； • 局部压痛或疼痛； • 局部发热； • 脓性分泌物
轻度感染	感染仅累及皮肤或皮下组织； 任何红斑延伸<2mm（创面周围）； 无全身症状或感染的症状； 皮肤炎性反应的其他原因应排除（如创伤、痛风、急性 Charcot 关节病、骨折、血栓形成、静脉瘀滞）
中度感染	感染累及的组织深于皮肤和皮下组织（例如骨、关节、腱、肌肉）； 任何红斑延伸>2mm（创面周围）； 无全身症状或感染的症状
严重感染	任何足感染或全身炎症反应综合征，下列 4 项症状存在 2 项及以上： • 体温>38℃或<36℃； • 心率>90 次/分； • 呼吸频率>20 次/分，或二氧化碳分压<32mmHg（4.3kPa）； • 白细胞计数<4×10⁹/L 或>12×10⁹/L，或不成熟白细胞>10%

注：IWGDF 为国际糖尿病足工作组；IDSA 为美国感染病学会。

（二）糖尿病足临床分期（Wagner 分级）

0级：皮肤无开放性病灶。常表现为肢端供血不足、皮肤凉、颜色紫绀或苍白、麻木、感觉迟钝或丧失，肢端刺痛或灼痛，常兼有足趾或足的畸形等，此阶段又可称为高危足。

1级：肢端皮肤有开放性病灶。水疱、血泡、鸡眼或胼胝，以及冻伤或烫伤及其他皮肤损伤所引起的浅表溃疡，但病灶尚未波及深部组织。

2级：感染病灶已侵犯深部肌肉组织。常有轻度蜂窝织炎，多发性脓灶及窦道形成，或感染沿肌间隙扩大，造成足底、足背贯通性溃疡或坏疽，脓性分泌物较多。足或趾（指）皮肤灶性干性坏疽，但肌腱韧带尚无破坏。

3级：肌腱韧带组织破坏。蜂窝织炎融合形成大脓腔，脓性分泌物及坏死组织增多，足或少数趾（指）干性坏疽，但骨质破坏尚不明显。

4级：严重感染已造成骨质破坏，骨髓炎，骨关节破坏或已形成假关节，夏科关节，部分趾（指）或部分手足发生湿性或干性严重坏疽或坏死。

5级：足的大部或足的全部感染或缺血，导致严重的湿性或干性坏疽，肢端变黑，尸干，常波及踝关节及小腿。

（三）鉴别诊断

1. 血栓闭塞性脉管炎　本病为中小动脉及伴行静脉无菌性、节段性、非化脓性炎症伴腔内血栓形成导致的肢体动脉缺血性疾病。好发于 40 岁以下的青壮年男性，多有吸烟、寒冻、外伤史。有 40% 左右的病人同时伴有游走性血栓性浅静脉炎。手足均可发病，表现为疼痛、发凉、坏疽。坏疽多局限于指趾，且以干性坏疽居多，继发感染者，可伴有湿性坏疽或混合性坏疽。X 线、造影、CTA、MRA 检查显示无动脉硬化，无糖尿病病史。

2. 肢体动脉硬化闭塞症　本病是由于动脉粥样硬化，导致肢体管腔狭窄或闭塞而引起肢体怕凉、间歇性跛行、静息痛，甚至坏死等缺血缺氧临床表现的疾患。本病多发于中老年患者，男性较多，同时伴有心脑动脉硬化、高血压、高脂血症等疾病。病变主要发生于大中动脉，呈节段性，坏疽多为干性，疼痛剧烈，远端动脉搏动减弱或消失。血糖正常。

（四）西医治疗原则

1. 基础病治疗　控制血糖、血压。

2. 神经性足溃疡的治疗　可选用神经生长因子，以及局部换药等处理。

3. 缺血性病变的处理　可采用扩血管、改善微循环药物。

4. 对于严重的周围血管病变　可采用动脉重建术，如血管置换、血管成形或血管旁路术、植皮术、截肢术等。

5. 抗感染治疗　根据细菌、真菌培养和药敏试验结果，选用有效的抗菌药物，以控制感染。

参 考 文 献

［1］Jorgensen HS, Nakayama H, Raaschou HO, et al. Stroke in patients with diabetes ［J］. The Copenhagen Stroke Study. 1994, 25：1977-1984.

［2］孙景波, 李军. 张学文教授从肝热血瘀论治中风先兆证经验 ［J］. 中国中医急诊, 2005, 14 (2)：155-156.

［3］中华医学会神经病学会, 中华医学会神经病学分脑血管学组. 中国脑出血诊治指南（2015 版）［J］. 中华神经科杂志. 2015, 48 (6)：435-444.

［4］中华医学会内分泌学会. 中国脑卒中血糖管理指导规范（2015 版）［J］. 全医学临床与教育. 2016, 14 (1)：3-5.

［5］Sui X, Lavie CJ, Hooker SP, et al. Aprospective study of fasting plasma glucose and risk of stroke in asymptomatic men ［J］. mayo Clin proc, 2011, 86 (11)：1042-1049.

［6］Krum H, Gilbert RE. Demographics and concomitant disorders in heart failure ［J］. The Lancet, 2003, 362 (9378)：147-158.

［7］苏胜偶. 糖尿病诊治和预防 ［M］. 石家庄：河北科学技术出版社, 2002.

［8］吴金荣, 赵忠印. 老年糖尿病并发症防治与调养 ［M］. 北京：金盾出版社, 2003.

［9］邓尚平. 临床糖尿病学 ［M］. 成都：四川科技出版社, 2000.

［10］吴淑馨, 杨晓晖. 糖尿病心脏病变的诊断与处理 ［J］. 中华全科医学, 2017, 15 (5)：733-734.

［11］陈慎仁. 糖尿病的心脏病变 ［J］. 临床内科杂志, 1997, 11 (1)：185-186.

［12］张发荣. 中西医结合糖尿病治疗学 ［M］. 北京：中国中医药出版社, 1998.

［13］林兰. 中西医结合糖尿病学 ［M］. 北京：中国医药科技出版社, 1999.

［14］沈稚舟, 吴松华, 邵福源, 等. 糖尿病慢性并发症 ［M］. 北京：科学出版社, 1999.

［15］中国医疗保健国际交流促进会糖尿病足病分会. 中国糖尿病足诊治指南 ［J］. 中华医学杂志. 2017, 97 (4)：251-258.

［16］Ibrahim A. IDF Clinical Practice Recommendation on the Diabetic Foot：A guide for healthcare professionals ［J］. Diabetes Res Clin Pract, 2017, 127：285-287.

［17］Lipsky BA, Berendt AR, Cornia PB, et al. 2012 infectious diseases society of america clinical practice guideline for the diagnosis and treatment of diabetic foot infections ［J］. J Am Podiatr Med Assoc, 2013, 103 (1)：2-7.

［18］周倩, 王燕, 肖正华, 等. 黄芪多糖对糖尿病足溃疡成纤维细胞胶原合成的影响 ［J］. 解剖学研究, 2011, 33 (2)：135-137.

［19］李友山, 杨博华. 复方黄柏液外治糖尿病足溃疡对炎性因子及生长因子的影响 ［J］. 中国新药杂志, 2014, 23 (10)：1163-1166.

［20］何雄文, 牛美兰. 活血生肌汤联合外周血干细胞移植干预大鼠糖尿病足溃疡模型的研究 ［J］. 中医研究, 2018, 31 (5)：63-66.

［21］于兴兵, 张贤春, 谢振年. 地龙提取液治疗糖尿病足的疗效观察 ［J］. 世界中医药, 2014, 9 (2)：196-198.

［22］李响．银黄洗剂浸渍法治疗湿热毒盛型糖尿病足病湿性坏疽的临床观察［D］．哈尔滨：黑龙江中医药大学，2017.

［23］陈永强，潘敏，侯正军．综合疗法治疗糖尿病足效果观察［J］．中国乡村医药，2015，22（18）：37-38.

［24］黎海冰，岑成灿，李建汉．跌打散瘀油纱治疗糖尿病足Ⅱ级坏疽疗效观察［J］．内蒙古中医药，2017，36（20）：88.

［25］何春红，叶林，黎文艳．湿润疗法中药硬膏贴敷治疗糖尿病足溃疡的临床观察［J］．北京中医药，2016，35（10）：919-921.

第五章 其他糖络病并发症 ▷▷▷▷

糖络病变证多端，有些并发症发病机制不清，其治法亦不同于络病或脉病，难以用糖络病络病或脉病统括，故统称为糖络病并发症。

第一节 糖络病胃肠病

一、概述

糖络病胃肠病变在中医归属于"痞满""呕吐""泄泻""便秘"范畴。糖络病患者在合并胃肠病后，如血糖未能得到良好控制，"三多一少"症状仍可显著，但反复出现纳少、早饱、恶心、呕吐、腹泻或便秘等症状。《灵枢·本脏》："脾脆则善病消瘅易伤。"《素问·奇病论》："脾瘅，此肥美之所发也，此人必数食甘美而多肥也。肥者令人中满，故其气上溢，转为消渴。"李杲《东垣十书》曰："饮食失节，伤之重者必有渴。"明代孙一奎《赤水玄珠》记载消渴"一日夜小便二十余度……味且甜……载身不起，饮食减半，神色大瘁"。这说明如糖络病病程久延，可能出现饮食显著减少、疲乏无力、身体消瘦等表现。

二、病因病机

（一）病因

糖络病胃肠病多与饮食失节、情志刺激、脾胃虚弱有关，病位在胃与肠，与肝脾肾密切相关。患者多为素体脾虚胃强或肝郁脾虚，迁延日久，耗气伤阴，五脏受损，兼夹痰、热、郁、瘀等。此外，由于糖络病失治、误治、过用苦寒或温补滋腻之剂亦可伤及脾胃，大肠传导功能失职，导致本病的发生。

（二）病机

糖络病胃肠病病位在胃肠，累及肝脾肾；病性为本虚标实，本虚是指脾胃虚弱（寒）为主，兼有脾肾阳虚、肝胃阴虚，标实是湿热、气滞、燥热、痰浊、瘀血等。病机是"本虚标实"。发病之初肝脾（胃）不和，寒热交错，痰湿中阻，升降失司，日久渐致脾胃两虚；病情迁延，阴损及阳，伤及于肾；病变晚期，脾肾阴阳衰败，气血亏损，五脏俱虚。早期临床症状多不明显，可见餐后饱胀、食欲减退、嗳气、恶心呕吐、烧心、上腹部闷胀感、顽固性便秘、或腹泻与便秘交替、或无痛性腹泻、腹泻稀水样便，甚至大便不尽等症状，至晚期，胃肠功能衰竭时，出现更严重的消化道症状。其病机演变和症状特征分以下三个方面。

1. 胃轻瘫 糖络病迁延日久，气阴耗伤，脾胃失养，纳运无权，升降失和；又因七情不畅，肝疏泄不利，横逆犯胃，使受纳运化失常。总之，本症以脾胃虚弱、运化无力为本，湿阻气滞、胃失和降为标，糖络病胃轻瘫为虚实夹杂之证，许多患者表现为脾虚胃失和降之候。

2. 便秘 糖络病日久、肠胃受累，或因燥热内结，津液耗伤，导致肠道失润，大便干结难以排出；或因病久气阴耗伤，气虚则大肠传送无力，阴伤津亏则不能滋润大肠而致肠道干涩，大便排出困难。

3. 腹泻 糖络病日久，耗伤脾胃之阴，阴损及阳，脾阳亦虚，脾失运化，导致腹泻；脾阳损及肾阳，脾肾阳虚，命门火衰，不能助脾胃腐熟水谷，运化精微，腹泻加重；或饮食失调，湿热内蕴，升降失常，亦可导致腹泻。

三、辨证论治

（一）治则治法

糖络病胃轻瘫应当根据寒热、虚实之不同而辨证论治，病机关键在于胃气不和。糖络病性腹泻以排便次数增多、粪便清稀为特征。在辨证时，首先应区分寒、热、虚、实，分别予温阳散寒、清热祛湿、益气健脾、抑肝扶脾等治法。糖络病性便秘有虚、实之别，实证又有热结、气郁之不同，虚证又有气、血、阴、阳之异。根据虚、实之不同，分别予清热润肠、顺气行滞、益气润肠、养血润燥、滋阴增液、温阳通便等治法，有利于指导临床，提高疗效。

1. 糖络病性胃轻瘫

（1）和胃降逆求其本：胃腑以通为用，以和降为顺。各种原因导致胃腑壅滞、胃气失降上逆，均可见脘腹痞胀、嗳气、呃逆、恶心呕吐等气机不畅的症状。临证时注意审证求因，疏其壅滞，尽快恢复其通降功能。

（2）脾胃虚寒温中阳：痞满当分虚实，而糖络病胃肠功能紊乱的患者，多为久病或年老体虚之人，故其中所见痞满较甚、缠绵难愈者，以虚寒见证者甚多，由中焦虚寒，温煦无能，致使胃失温养而痞塞不通，故可治以温中祛寒、补气健脾、和胃助运。

（3）辛开苦降畅气机：糖络病胃肠病，病在于中。脾胃同居中焦，为气机升降之枢纽，脾升胃降，枢纽运转，清阳上升，浊阴下降，共同维持人体气机之运行，若各自患病，最易相互影响，脾胃常同病，而因脾胃生理特点各异，可表现为寒热错杂证，病机既有寒热错杂，又有虚实相兼，以致中焦不和，升降失常，治疗当以辛开苦降，调畅气机为主。

（4）胃虚饮停尤当辨：临床所见的很多顽固性痞满腹胀患者，为糖络病迁延日久，脾胃虚弱，升降失常，饮停气滞，故常出现脘胀痞满之候，此乃因虚致实之证。唯补脾益胃佐以行气消痞一法，可使中州得振，升降得复，气行饮消，而胀自除。对年老体弱，久病体虚者，治疗中还需注意用药不能峻补，以防气壅滞中，宜缓治图效，补而毋滞，方能达到不治胀而胀自除之效。

2. 糖络病性腹泻　糖络病性腹泻的治则为祛湿升阳。通过大量的临床实践发现，糖络病患者之久泻多为湿热中阻、脾肾阳虚和脾胃亏虚，治法以清热利湿、温肾补脾、涩肠止泻、健脾和胃、祛湿理气等为主。

3. 糖络病性便秘　糖络病性便秘的治则为正本究源以通塞。便秘虽属大肠传导功能失常，但与五脏、气血关系甚密。糖络病患者中早期体内之热邪较为亢盛，热邪最易伤津，津亏肠燥，易使大便秘结，治以泄热导滞、润肠通便。老年患者虚秘亦不少见，按其病机不同可分为气虚秘、阴虚秘和阳虚秘。气虚者，治以益气通便；阴虚者，治以滋阴增液，泄热通便；阳虚者，治以温肾益精，润肠通便。

（二）辨证论治

1. 糖络病胃轻瘫

（1）痰湿内阻证

症状：脘腹痞闷，闷塞不舒，胸膈满闷，头晕目眩，身重肢倦，恶心呕吐，不思饮食，口淡不渴，小便不利，舌体大，边有齿痕，苔白厚腻，脉濡弱或滑。

治法：除湿化痰，理气宽中。

方药：二陈平胃散（《症因脉治》）加减。法半夏、茯苓、陈皮、苍术、厚朴、甘草。

加减：气滞腹痛，加用枳壳；痰浊蒙蔽清阳，头晕目眩，加用白术、天麻；不欲饮食，加砂仁、白蔻仁；痰郁化火，烦闷口苦，加用黄连、竹茹。

（2）寒热错杂证

症状：胃脘痞满，遇冷加重，嗳气，纳呆，嘈杂泛酸或呕吐，口干口苦，肢冷便溏，舌淡，苔白或微黄，脉弦或缓。

治法：寒热并治，调和肠胃。

方药：半夏泻心汤（《伤寒论》）加减。人参、黄芩、干姜、半夏、黄连、炙甘草。

加减：干噫食臭、胁下有水气，用生姜；痞利甚、干呕心烦，重用炙甘草。

（3）脾胃虚寒证

症状：脘腹痞闷，喜温喜按，恶心欲吐，纳呆，身倦乏力，大便稀溏，舌淡苔白，脉沉细。

治法：温中祛寒，补气健脾。

方药：附子理中汤（《太平惠民和剂局方》）加减。人参、白术、干姜、甘草、制附子。

加减：若胀闷甚，加木香、枳壳、厚朴；若胃虚气逆、心下痞硬，加旋覆花、代赭石；若病久及肾、肾阳不足、腰膝酸软，加淫羊藿、肉桂。

（4）胃阴不足证

症状：口干咽燥，食后饱胀或疼痛，饥不欲食，时有干呕、呃逆，或便秘纳差，舌红少津，苔薄黄，脉细数。

治法：益胃生津，和胃降逆。

方药：益胃汤（《温病条辨》）加减。沙参、麦冬、生地黄、玉竹。

加减：若阴虚甚、五心烦热，加石斛、天花粉、知母；若呕吐甚，加竹茹、枇杷叶；若便秘重，加火麻仁、瓜蒌仁。

（5）瘀血停滞证

症状：胃脘疼痛，痛如针刺，食后腹胀，面色晦暗，恶心，大便时干时溏，或见吐血、黑便，舌质紫暗或有瘀斑，脉涩。

治法：活血化瘀，和胃止痛。

方药：失笑散（《太平惠民和剂局方》）合丹参饮（《时方歌括》）加减。丹参、檀香、砂仁、蒲黄、五灵脂。

加减：痛甚加延胡索、郁金、枳壳；四肢不温、舌淡脉弱，加党参、黄芪益气活血；口干咽燥、舌光无苔、脉细，加生地黄、麦冬；便血加三七、白及。

2. 糖络病性腹泻

（1）肝脾不和证

症状：腹泻腹痛，每因情志不畅而发或加重，泻后痛缓，胸胁胀闷，嗳气，食欲不振，舌淡红，苔薄白，脉弦。

治法：抑肝扶脾。

方药：痛泻要方（《景岳全书》引刘草窗方）加减。白术、白芍、防风、陈皮。

加减：胸胁脘腹胀满疼痛、嗳气，加香附、柴胡、郁金、木香；神疲乏力、纳呆加党参、砂仁。上腹部闷胀、恶心欲呕加厚朴、栀子、竹茹；夹食滞加神曲、麦芽、山楂。若症见腹泻腹痛，泻下急迫，粪色黄褐，气味臭秽，肛门灼热，小便短黄，烦热口渴，苔黄腻，脉滑数，为湿热腹泻，可用葛根、黄芩、黄连。

（2）脾胃虚弱证

症状：大便时溏时泻，饮食稍有不慎即发或加重，食后腹胀，痞闷不舒，纳呆食少，身倦乏力，四肢不温，少气懒言，舌淡苔白，脉细弱。

治法：健脾益气，升清降浊。

方药：参苓白术散（《太平惠民和剂局方》）加减。人参、茯苓、白术、桔梗、山药、白扁豆、莲子肉、砂仁、薏苡仁、甘草。

加减：脾阳不振、手足不温，加制附子、干姜；气虚失运、腹部满闷较重，加木香、枳壳、厚朴。久泻不愈、中气下陷，兼见脱肛，加升麻、黄芪。

（3）脾肾阳虚证

症状：糖络病病程较长，黎明之前脐腹作痛，或无痛性腹泻，肠鸣即泻，泻下完谷，可有大便失禁，伴乏力倦怠，身体消瘦，形寒肢冷，腰膝酸软，舌淡苔白，脉沉细无力。

治法：健脾温肾止泻。

方药：附子理中汤（《太平惠民和剂局方》）合四神丸（《证治准绳》）加减。炮附子、粳米、法半夏、大枣、补骨脂、肉豆蔻、吴茱萸、五味子、干姜、甘草。

加减：年老体弱、久泻不止、中气下陷，加黄芪、党参、白术；泻下滑脱不禁，或虚坐努争，加用木香；脾虚肾寒不甚，反见心烦嘈杂，大便见黏冻，改用乌梅、肉桂。

3. 糖络病性便秘

（1）胃肠积热证

症状：大便干结，腹胀腹痛，面红身热，口干口臭，心烦不安，小便短赤，舌红苔黄，脉滑数。

治法：泄热导滞，润肠通便。

方药：麻子仁丸（《伤寒论》）加减。火麻仁、芍药、枳实、大黄、厚朴、杏仁。

加减：若津液已伤、见口干渴，舌红少苔，可加生地黄、玄参、麦冬；若肺热气逆、咳喘便秘，加瓜蒌仁、苏子、黄芩；若兼郁怒伤肝、易怒目赤，加服芦荟、龙胆草。

（2）气虚便秘证

症状：大便干结，或便质不硬但临厕努争乏力，便难解出，汗出气短，面白神疲，倦怠乏力，舌淡苔白，脉虚弱。

治法：益气润肠。

方药：黄芪汤（《金匮翼》）加减。黄芪、陈皮、火麻仁。

加减：若气虚甚，可加用人参、白术；若气虚下陷脱肛，加用升麻；若气息低微、懒言少动，加用人参、麦冬、五味子；若日久肾气不足、腰酸乏力，可用人参、杜仲、枸杞、当归。

（3）阴虚肠燥证

症状：大便干结如羊屎，形体消瘦，头晕耳鸣，盗汗颧红，腰膝酸软，失眠多梦，舌红少苔，脉细数。

治法：滋阴清热，润肠通便。

方药：增液承气汤（《温病条辨》）加减。大黄、芒硝、玄参、麦冬、生地黄。

加减：阴虚甚、口干渴，加用芍药、玉竹、石斛助养阴之力；胃阴不足、口渴口干，加麦冬、玉竹、黄精；肾阴不足、腰膝酸软，加熟地；便秘兼面色少华、心悸气短、口唇色淡、舌淡苔白者，为血虚便秘，可加用当归、何首乌、枸杞等养血润肠。

（4）阳虚便秘证

症状：大便干或不干，排出困难，小便清长，面色㿠白，四肢不温，腹中冷痛，得热则减，腰膝冷痛，舌淡苔白，脉沉迟。

治法：温阳通便。

方药：济川煎（《景岳全书》）加减。当归、牛膝、肉苁蓉、泽泻、升麻、枳壳。

加减：若寒凝气滞、腹痛较甚，加肉桂、木香；胃气不和，恶心呕吐，加半夏、砂仁等；若老年虚冷便秘，可加用锁阳；若脾阳不足、阴寒积冷，可用干姜、附子、白术。

（三）靶方靶药

1. 靶方

（1）泻心汤类方：主要包括半夏泻心汤、生姜泻心汤及甘草泻心汤，辛开苦降，燮理中焦，恢复气机运转，呕吐、腹泻等症均可以泻心汤为基础方，同时泻心汤寒热并治，虚实同调，对于寒热虚实错杂之胃肠功能紊乱最为适宜。一般寒热错杂较明显者用半夏泻心汤，呕吐症状较重者以生姜泻心汤为主，泄利甚、虚象较重者以甘草泻心汤调中补虚。

（2）苏叶黄连饮：苏连饮为叶天士所创，主治肺胃热冲上逆之呕吐，可用于胃热气逆者，方中黄连兼具降糖之功，一药多用；临证常苏叶、苏梗同用，增强降逆止呕之力。

（3）小半夏汤：小半夏汤出自《金匮要略》，可谓止呕之祖方，方中生姜、半夏均是止呕圣药，故无论寒热虚实均可应用。

（4）左金丸及反左金丸：左金丸及反左金丸多用于胃脘返酸者，可根据病机寒热之不同调整黄连、吴茱萸用量，若肝热犯胃，则黄连∶吴茱萸为 6∶1，若肝胃虚寒浊阴上逆，则黄连∶吴茱萸为 1∶6。

（5）旋覆代赭汤：旋覆花、代赭石降逆下气，半夏、生姜降逆止呕化痰，人参、甘草、大枣补益中气，故全方降逆化痰，益气和胃，多用于胃虚气逆，内有痰饮者。

（6）增液承气汤：糖络病因热伤津亏，最易发生肠燥津枯便秘，故应润肠通便增水行舟。方中生地黄、玄参、麦冬用量宜大，尤其麦冬其性平而无滋腻之弊，津亏甚者，可用至 90g，此方可谓以补药之体作泻药之用。

（7）葛根芩连汤：清热燥湿，厚肠止利，多用于糖尿病肠道湿热者，见大便黏腻不爽或泄利不止，舌红，苔黄腻，脉滑数。方中每一味药均能降糖，标本兼治，一举两得。

（8）附子理中汤：温阳散寒，益气健脾，适于中下焦虚寒所致呕吐、泄泻者。附子常用 15~30g，其温阳祛寒之功著。

（9）黄芪建中汤：温补中焦，和里缓急。对于中焦虚寒胃痛，痛剧难忍，甚则痛如刀绞者，温中止痛之功尤速。

（10）芍药甘草汤：因其长于解痉止痛，故可用于各种痉挛痛。

（11）枳术丸/汤：是推动胃肠蠕动的小方，可用于胃肠蠕动缓慢所致的胀满、积滞、便秘等；常用枳实 15~30g，炒白术 30~45g。

2. 靶药

（1）肉苁蓉：补肾温阳通便，多用于年老者阳虚肾亏便秘。

（2）茯苓：胃脘部振水声是应用茯苓的指征。

（3）灶心黄土：温中止泻止呕，适用于中焦脾胃虚寒久泄久吐者。

（4）诃子：温补收敛，多用于久泄久利。

（5）促进胃肠运动药：枳壳促进食管动力，枳实、槟榔促进胃动力，小肠动力障多用牵牛子、槟榔、枳实等，大黄、芒硝则是大肠动力药。应分辨部位择用相宜药物。

四、其他治疗方法

糖络病胃肠病中医治疗除应用中药外，还可应用食疗药膳、针灸推拿、耳穴埋豆及中药贴敷等方法。需要注意的是，患者需要在血糖控制较好，且无皮肤过敏、溃疡、水肿等情况下使用针灸理疗，谨防针灸后感染。

（一）针灸

1. 体针

（1）糖络病性胃轻瘫：取穴中脘、足三里、内关、公孙、脾俞、胃俞。配穴：肝胃不和配曲池、阳陵泉、太冲；脾胃虚弱配气海、关元、三阴交。用平补平泻法。脾胃虚弱者留针期间用艾条灸气海、关元、中脘、足三里。

（2）糖络病性腹泻：取穴天枢、大肠俞、足三里，配以脾俞、胃俞、肝俞、胆俞、小肠俞、肾俞。配穴：脾胃气虚加百会、气海；脾肾阳虚加关元、命门；肝郁脾虚加内关、太冲、公孙；湿热内蕴加阴陵泉、三阴交。虚者用补法，实者用泻法。

（3）糖络病性便秘：取穴大肠俞、天枢、支沟、上巨虚。配穴：热结加合谷、曲池；气滞加中脘、行间；气血虚弱加脾俞、胃俞；寒秘加神阙、气海。实秘用泻法，虚秘用补法。

2. 耳针 选穴为脾、胃、大肠下段、三焦。用王不留行籽外压，以胶布固定，每隔3日更换1次，可改善糖尿病性便秘。

（二）按摩

患者平卧，左手掌顺（逆）时针方向摩脐。右手助力，可治疗糖络病性便秘（糖络病性腹泻）。

（三）拔罐

阳虚便秘，取大肠俞、小肠俞、左下腹，分别用闪罐法拔罐15分钟，每日1次。

糖络病性腹泻，取肚脐窝处（相当于以神阙穴为中心，包括两侧天枢穴的部位），用口径6cm的中型火罐拔罐，隔日1次。

脾胃虚寒腹泻，取穴天枢、关元、足三里、上巨虚或大肠俞、小肠俞、足三里、下巨虚。按腧穴部位选择不同口径火罐。两组腧穴交替使用，隔日1次。

（四）中成药

中成药的选用必须适合该品种的证型，切忌盲目使用。建议选用无糖颗粒剂、胶囊剂、浓缩丸或片剂。

1. 糖络病性胃轻瘫

（1）脾胃虚寒证

香砂六君丸：用于脾虚气滞，消化不良，嗳气食少，脘腹胀满。口服，一次 12 丸，一日 3 次。

香砂养胃丸：用于胃阳不足、湿阻气滞所致的胃痛、痞满，症见胃痛隐隐、脘闷不舒、呕吐酸水、嘈杂不适、不思饮食、四肢倦怠。口服，一次 9g，一日 2 次。

健胃消食口服液：用于脾胃虚弱，消化不良。口服，每次 10mL，每日 2 次，在餐间或饭后服用。

（2）肝胃不和证

气滞胃痛颗粒：用于肝郁气滞，胸痞胀满，胃脘疼痛。开水冲服，一次 5g，一日 3 次。

四磨汤口服液：用于食积证，症见腹胀、腹痛、啼哭不安、厌食纳差、腹泻或便秘；中老年气滞食积证，症见脘腹胀满、腹痛、便秘；以及腹部手术后促进肠胃功能的恢复。口服，成人一次 20mL，一日 3 次。

（3）食积停滞证

六味安消胶囊：用于胃痛胀满，消化不良，便秘。口服，一次 3~6 粒，一日 2~3 次。

枳实导滞丸：用于饮食积滞，湿热内阻所致的脘腹胀痛，不思饮食，大便秘结，痢疾里急后重。口服，一次 6~9g，一日 2 次。

2. 糖络病性腹泻

（1）肝胃不和证

痛泻宁颗粒：用于肝气犯脾所致的腹痛、腹泻、腹胀、腹部不适等症。口服，一次 1~2 袋，一日 3 次。

（2）脾胃虚弱证

参苓白术丸：用于体倦乏力，食少便溏。口服，一次 6g，一日 3 次。

（3）脾肾阳虚证

附子理中丸：用于脾胃虚寒，脘腹冷痛，呕吐腹泻，手足不温。口服，大蜜丸一次 1 丸，一日 2~3 次。

3. 糖尿病性便秘

（1）胃肠积热证

麻仁软胶囊：用于肠燥便秘。口服，平时一次 1~2 粒，一日 1 次；急用时一次 2 粒，一日 3 次。

（2）阴虚肠燥证

苁蓉润肠口服液：用于气阴两虚，脾肾不足，大肠失于濡润而致的虚证便秘。口服，一次 20mL（1 支），一日 3 次，或遵医嘱。

五、预后转归

糖络病胃肠病多为慢性过程，常反复发作，经久不愈，预后与患者的年龄、病因、病程长短、病情轻重、治疗是否及时得当等因素有关，应坚持长期治疗，并保持心情舒畅，饮食有节，一般预后良好。但如病情严重，不能及时控制，亦有发生危急重症甚至危及生命的可能。如胃轻瘫，严重影响食物、药物的吸收利用以及对血糖的控制，可加重糖络病患者继发的代谢失常和对心、脑、肾等重要器官的损害，严重时可发生酮症酸中毒、低血糖昏迷等危象；腹泻迁延不愈，可发生营养不良、直肠脱垂等并发症；便秘患者，如有心脑血管等基础疾病者，排便时强力努争，可以引起眼压、血压、腹压升高，造成眼底出血、心脑血管意外。

附：西医诊断和治疗

糖尿病胃肠病（diabetic gastrointestinal diseases，DGD）是糖尿病常见的慢性消化系统并发症，是由糖尿病引起内脏自主神经功能紊乱导致的，可发生在从食管至直肠消化道的各个部分，包括食管综合征、糖尿病性胃轻瘫、糖尿病合并腹泻或大便失禁、糖尿病性便秘等。目前研究多集中在糖尿病胃病和糖尿病肠病。糖尿病胃病可出现早饱、厌食、腹胀、恶心、呕吐等胃排空延缓、胃动力不足的症状；糖尿病肠病常出现顽固性便秘、腹泻或便秘与腹泻交替出现，甚至大便失禁等症状。部分患者伴有周围神经病变和其他自主神经病变的症状，如肌力减弱、感觉麻木、腱反射减弱或消失，直立性低血压、出汗异常、瞳孔反应异常、膀胱功能障碍等。

研究表明，糖尿病胃排空延迟的患者发病率为 28% ~ 65%，糖尿病腹泻的发生率为 15.6% ~ 20%。糖尿病胃肠病变症状常反复发作，严重影响患者生活质量，给患者和社会带来巨大的负担。

（一）诊断标准

1. 糖尿病性胃轻瘫

（1）病史：病程较长的糖尿病病史。

（2）临床表现

①症状：有或无典型"三多一少"的症状，伴有恶心、呕吐、嗳气、早饱、上腹部不适或疼痛、食欲不振等消化道症状。

②体征：多无典型的体征，有时表现为上腹部轻压痛、体重下降。

（3）理化检查

①胃运动功能障碍。

②胃排空试验，目前核素扫描是金标准，提示胃排空延迟。

③胃-幽门-十二指肠测压，近端胃底、胃窦压力降低，幽门长且高幅的收缩压力增加，消化间期移行性复合运动Ⅲ相减少或消失。

2. 糖尿病性腹泻

（1）病史：病程较长的糖尿病病史，积极控制血糖及对症处理有效。

（2）临床表现

①症状：大便次数增多，每日 3 次以上，便质稀溏或呈水样便，大便量增加。症状持续 1 日以上。

②体征：多无典型的体征，有时表现为腹部轻压痛。

（3）理化检查

①大便常规检查正常，大便致病菌培养阴性。

②消化道钡餐检查可有小肠吸收不良征象，纤维结肠镜检查可有结肠黏膜充血、水肿。

3. 糖尿病性便秘

（1）病史：病程较长的糖尿病病史。常有饮食不节、情志内伤、劳倦过度等病史。

（2）临床表现

①症状：大便粪质干结，排出艰难，或欲大便而艰涩不畅。排便间隔时间超过自己的习惯 1 日以上，或两次排便时间间隔 3 日以上。常伴有腹胀、腹痛、口臭、纳差及神疲乏力、头眩心悸等症。

②体征：多无典型的体征，有时表现为腹部轻压痛。

（3）理化检查：消化道钡餐检查可有小肠吸收不良征象，肠动力检查蠕动减弱。

（二）鉴别诊断

1. 糖尿病性胃轻瘫　糖尿病性胃轻瘫的临床表现多样且无特异性，病因较多，因此需进行细致的鉴别诊断。持续时间较长的呕吐患者需注意排除其他疾病，如妊娠、颅内压增高、进食障碍（包括神经性厌食症、神经性暴食症）、反刍综合征、慢性呕吐综合征等。

2. 糖尿病性腹泻　糖尿病性腹泻大多病程较长，主要应与以下疾病相鉴别：肠道感染性疾病（如肠结核、慢性阿米巴痢疾、慢性细菌性痢疾、慢性血吸虫病等）、肠道肿瘤（如大肠癌、结肠息肉、小肠淋巴瘤等）、非感染性炎症（如克罗恩病、溃疡性结肠炎、放射性肠炎、缺血性肠炎等）、小肠吸收不良（如吸收不良综合征、慢性胰腺炎、胰腺癌、胆道梗阻、乳糖不耐受、短肠综合征等）、功能性腹泻（如肠易激综合征、甲亢等）。粪便检查、小肠吸收功能试验、影像学检查、小肠黏膜活检等可资鉴别。

3. 糖尿病性便秘　鉴别诊断需明确便秘的病因，除仔细询问病史、症状和做全身体格检查外，尚需进行一些辅助检查。

（1）便秘伴肠鸣音的改变：肠鸣音亢进或金属高调音，常提示存在器质性梗阻；而肠鸣音低下，常提示肠动力减弱，如是否有电解质紊乱（包括低钾血症），是否有长期服用药物如阿片类、重金属制剂等。

（2）便秘伴有腹部包块：应分辨包块性质是否为粪块所致。粪块可挤压变形，而肿物所致则不能，还要注意是否为肠管粘连等，根据包块的位置进行相应的胃肠道检查。

（3）便秘伴腹痛：老年人或婴幼儿突然出现剧烈腹痛，伴排气排便终止，应考虑肠套叠、肠扭转的可能。

（4）便秘与腹泻交替：常见于结核、不全性梗阻、肠易激综合征等。

（三）西医治疗原则

1. 糖尿病胃轻瘫　控制血糖、酸中毒等代谢紊乱后，可予胃肠动力药，如红霉素、甲氧氯普胺、多潘立酮、莫沙必利和伊托必利等。

2. 糖尿病性腹泻　对于小肠细菌过度繁殖者，可口服广谱抗生素或粪菌移植治疗；胰酶缺乏者应长期补充胰酶；大便失禁者可应用生物反馈技术重新训练直肠感觉功能；胆酸吸收不良者可使用洛哌丁胺或考来烯胺；机制不清的可用洛哌丁胺或生长抑素。

3. 糖尿病性便秘　增加膳食纤维的摄入；应用生物反馈技术；给予胃肠动力药，或加用泻药；菌群紊乱者可考虑粪菌移植治疗。上述措施仍未改善者需使用开塞露或灌肠。

第二节　糖络病皮肤病

一、概述

中医对糖络病皮肤病早有记载，金元时期《河间六书》就指出："毛发堕落，皮肤不仁"，"悉由热气怫郁，玄府闭塞，而致津液、血脉、营卫、清气不能升降出入故也"。根据糖络病皮肤病变的不同表现，"天疱疮""痈疽""疖肿""肉痿""皮痿""鹅掌风""风瘙痒""湿疮"等可归入本病的范畴。

二、病因病机

《灵枢·百病始生》有云："虚邪之中人也，始于皮肤……留而不去，传舍于肠胃之外，募原之间，留着于脉，稽留而不去，息而成积，或著孙脉，或著络脉。"病理上浮络、孙络均具有易入难出、易滞瘀、易阻成积的特点，产生传变、绌急、失疏、瘀塞、久而成积的病理变化。由于皮肤与浅表细小的浮络与孙络密切相关，皮肤腠理的营养也有赖于此二者的贯通与滋养。糖络病皮肤病变的早期阶段，孙络、浮络受湿热邪气煎蒸，仅表现为轻微的失疏，如局部红肿，或孙络、浮络传化津液功能失常，聚而为水疱；而发展到中后期，则绌急、瘀塞，形于外则表现为皮肤色素沉着或皮肤干燥脱屑。

糖络病皮肤病的主要病因为外感湿热、风邪，瘀血内阻，痰瘀积脉、瘀毒损络，气阴两虚等，多为本虚标实、虚实夹杂之证，以气阴两虚为本、络脉瘀阻为标。本病临床表现多样主要由于病邪性质、病程长短及患者体质不同导致。

在病变早期，由于内郁湿火，外感风邪，两相搏结，津血循行不畅；火热炽盛，耗灼气津，气津亏耗，则气络渗灌、循行功能紊乱，热伤血络，蕴阻肌肤，腠理失宣，火毒夹湿，内不得泄，外不能出，流溢肌肤，复经搔抓，破伤染毒而发，以湿疹、红肿瘙痒等表现为主。病位在下者，为湿热下注，流于浮络。《金匮要略》言"极热伤络"，伤及气络，此阶段病情尚不严重，多为浮络循行、渗灌等功能的失常，以实证为主。

疾病发展至中期，热象渐退，阴血不足，化燥生风，血虚风燥，发为丘疹、鳞屑、感觉减退等症。另外，阴虚内热者，久病湿热毒邪化燥，耗气伤阴，日积月累，则致气阴两伤。叶桂云："初病气结在经，久病入络为血。"络病由早期的气分先病，继而气血同病，最终以血病为主。

疾病后期，气损及阳，燥热阴亏逐渐转为阴阳两虚为主，络脉失于温养，又因气络更亏，津血凝滞渐成瘀血痼结，损伤血络，阳气运行失其载体，以致寒邪内生，形成络寒，甚至病理产物胶结，痰瘀互结阻络。另外，还容易感染邪毒，并可反复发作，迁延不愈。临床多见结痂、色素沉着、继发湿疹样和苔藓样变等的皮损，常伴瘀点或瘀斑。

初起内郁湿火，气津亏耗，则气络渗灌、循行功能紊乱、热伤血络，以邪实为主；中期热象渐退，阴血不足，化燥生风，血虚风燥；晚期正气受损，阴阳亏虚，余邪稽留，以虚为主。感染邪毒者，经络阻滞，肌肤失养是基础，或因不慎烫伤、创伤，毒邪侵入，经络败坏，皮肤红肿溃烂，甚则颜色变黑、坏死。气血阴阳亏虚者，气血亏耗，阴精不足，脉道失充，肢体失养，阴不养筋，阴损及阳，阳气不能敷布、温养皮肤，使得皮损缠绵，久难痊愈。正气亏虚与血瘀、痰等病理产物贯穿疾病全程，气阴两虚是其病理基础，脾胃损伤是其发展的重要因素，经络气血受阻是致病的主要病机。见图 5-1。

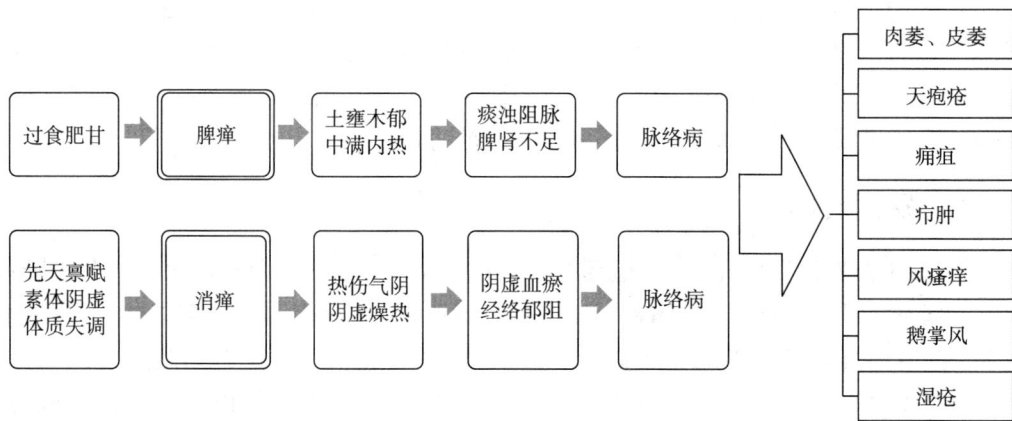

图 5-1　糖络病皮肤病病因病机示意图

三、辨证论治

（一）治则治法

首辨虚实，实证应细辨其风盛、血热、血瘀、湿热之不同，虚证则当辨血虚、阴虚、阳虚、气虚之偏重。

此外，应从发病的关键环节——经脉、络脉（孙络、浮络等）气血受阻进行分析。

糖络病的病理特点有气血、寒热之别。

1. 辨气血 初病在气分，日久入血，气病以功能紊乱为主，以气的温煦、运行、防御、气化、推动作用失常为主要表现；血分则转入形质的病变，《难经·二十二难》曰："血主濡之。"全身各部（脏腑、五官、九窍、四肢、百骸）都是在血的濡养作用下而发挥功能的，脉络血分受损，则血的濡养功能减弱，并伴随脉络自身的病变。

2. 辨寒热 皮肤病变早中期，湿热为盛，煎灼气津，气津亏耗，气津循行不畅，以络热为主，晚期气阴两伤，病久伤阳，寒邪内生，以络寒为主。

还应辨孙络、浮络气虚、血虚、血瘀与否，气虚者推动无力，孙络、浮络表现为脉管流通速缓，腠理失于温养或运行输送津液失常，皮肤营养水平下降或发为水疱；血虚者，孙络、浮络不充，皮肤皱褶干焦，色泽苍白不华；血瘀者，孙络、浮络绌急，皮肤色素沉着，或有瘀斑瘀点。

针对皮肤疾病常见的感觉减退或感觉异常，以通络思想贯穿疾病治疗全程，遵循"以通为用"的原则，早期并全程通络。实证湿热为主者，治宜宣通营卫，清热利湿为主；气阴两虚，阴虚风燥，治宜益气养阴，养血润燥，宁风止痒；病久阴阳两虚或累及肝肾，肝肾阴虚，虚风内动，治宜温阳散寒，或补养肝肾，息风止痒。另外，除了大的经脉病变外，糖络病皮肤病还应从孙络、浮络着眼，缓解二者气虚、血虚、绌急、瘀阻的病理状态，恢复渗灌气血、充养肌肤、沟通津血的作用。在用药上可适当考虑选用益气行气之药，养血和血活血药，另外，辛香药辛散而通络，虫类药搜风剔络，藤类通络药皆可选用，虚甚者可适当加入血肉有情之品以补虚。

（二）辨证论治

1. 湿热毒盛证

症状：面红气粗，口渴欲饮，患处皮肤灼热瘙痒，遇热加重，皮肤抓破后有血痂。皮肤病变区域局部皮温偏高，舌质红，苔黄腻，脉洪滑。

治法：清热利湿，活血解毒。

方药：四妙勇安汤（《验方新编》）加减。金银花、玄参、当归、牛膝、黄柏、茵陈、栀子、半边莲、连翘、紫花地丁、忍冬藤。

加减：热甚加石膏、蒲公英、冬青；湿重加车前子、泽泻、薏苡仁。

2. 痰瘀阻络证

症状：患处皮肤麻木、疼痛，状如针刺。肌肤甲错，皮肤暗红或见紫斑，患处皮肤凉，舌质紫暗或有瘀斑，苔薄白，脉细涩。

治法：活血化瘀，祛湿化痰。

方药：血府逐瘀汤（《医林改错》）加减。桃仁、红花、川芎、当归、生地黄、赤芍、枳壳、地龙、川牛膝、黄芪。

加减：湿热明显重用牛膝，加用苍术；麻木症状明显加全蝎、蜈蚣、豨莶草；疼痛明显者加用制乳香、制没药。

3. 气阴两虚证

症状：患处皮肤颜色浅淡，若有溃破者，生长缓慢，脓液稀少，经久不愈。神疲乏力，面色萎黄，少气懒言，口渴欲饮，纳少，舌淡胖色暗，苔薄白，脉细无力。

治法：益气养阴，健脾益肾。

方药：生脉饮（《内外伤辨惑论》）合补中益气汤（《脾胃论》）加减。太子参、麦冬、五味子、黄芪、白术、升麻、柴胡、当归、陈皮、炙甘草。

加减：口干、胁肋隐痛不适，加生地黄、白芍、沙参；腰膝酸软，舌红少苔者加用怀牛膝、女贞子、墨旱莲。

4. 阳虚寒凝证

症状：患处皮肤发凉甚至冰凉，皮肤可表现为苍白，病程长者患处色暗紫或发黑或干瘪。形寒肢冷，腰膝酸软，喜温喜按，大便稀溏，舌淡，苔薄白，脉沉弦。

治法：温阳散寒，活血通脉。

方药：阳和汤（《外科证治全生集》）加减。鹿角胶、熟地黄、桂枝、麻黄、白芥子、细辛、川芎、通草、甘草。

加减：肢端不温，冷痛明显，加制附子、肉桂、延胡索；乏力明显，重用黄芪；大便干结不通，加肉苁蓉、火麻仁。

（三）靶方靶药

1. 靶方 据临床实际所见，以瘙痒为主者，可用犀角地黄汤、四物汤等。

2. 靶药 针对血糖，可选用降糖靶药葛根；针对微血管并发症及周围神经病变可以选用凉营通络药，如忍冬藤、络石藤等；瘙痒甚者，可选用白鲜皮、刺蒺藜等。

四、其他治法

应贯彻预防为主的理念。若已发病，应当注重糖尿病合并皮肤病变的基础干预，包括遵照降糖方案，积极控制血糖，配合运动及合理饮食，养成良好起居习惯等。

轻度糖络病性大疱病可自行吸收，但仍要注意保护创面，防止感染；对严重的糖尿病性水疱病，应在严密无菌条件下，吸出疱内液体，实行无菌包扎。

（一）中成药及其他制剂

1. 龙血竭胶囊 有效成分为龙血竭黄酮、龙血竭甾体皂苷，具有降低血液黏稠度、抑制血小板聚集和血栓形成、改善微循环、降低毛细血管通透性等作用。

2. 通心络胶囊 主要成分为人参、水蛭、全蝎、赤芍、蝉蜕、土鳖虫、蜈蚣、檀香、降香、乳香（制）、酸枣仁（炒）、冰片等，具有益气活血、通络止痛的功效。

3. 脉络宁注射液 主要成分为牛膝、玄参、石斛、金银花等，具有养阴清热、活血祛瘀之功，可抑制血小板聚集和降低血液黏稠度，减少血栓形成，扩张微血管，增加局部血流量，改善微循环等。

4. 刺五加注射液 具有平补肝肾、益精壮骨之功。主要有效成分为总黄酮、异嗪吡啶、丁香苷、刺五加苷等，具有扩张血管、抑制血小板聚集、改善血液流变等作用。

（二）外治法

药物选择多遵循清代吴尚先在《理瀹骈文》提出的"外治之理，即内治之理，外治之药，即内治之药，所异者法尔"理论进行。治疗糖络病皮肤病变也以益气活血或清热利湿之法。

为避免出现外用药物治疗后的过敏反应以及刺激反应，建议在应用外用药物时，均需小面积试用1~2天，若局部未出现红肿、瘙痒等，方可大面积试用。若在试用过程中出现不良反应，立即停用。常用的中药外治法如下。

1. 中药熏洗疗法或渍渍疗法　《医学源流论》曰："外科之法，最重外治。"本病主要是选用活血化瘀、温经散寒、通络止痛的中药外洗。常用的单味药物有当归、红花、川芎、丹参、赤芍、乳香、没药、桂枝、白芷、透骨草、伸筋草、艾叶、花椒、附子等。

益气活血外洗方、药用黄芪、樟木、艾叶、红花、细辛、络石藤等，熏洗患处（破溃者禁用）。注意使用时，水温不宜过烫，适宜即可。

复方黄柏液：药物组成为连翘、黄柏、金银花、蒲公英、蜈蚣，适用于感染性伤口，具有清热解毒、消肿祛腐的作用。

2. 膏剂

银翘三黄膏：药物组成为金银花、连翘、黄连、黄芩、黄柏、冰片、黄蜡等，具有祛腐生新、消肿止痛、清热解毒、拔毒生肌的作用，可有效抑菌，不良反应较小。

金黄膏：药物组成为大黄、黄柏、姜黄、白芷、天南星、陈皮、苍术、厚朴、甘草、天花粉等。具有清热除湿、散瘀化痰、止痛消肿之功，外敷患处具有明显促进糖尿病皮肤病变患者伤口创面愈合的作用。外敷，敷药的范围需完全超过病变范围，厚度约1~1.5mm。

（三）控制饮食

严格遵照降糖方案控制饮食，在此基础上，食用某些具有缓解皮肤瘙痒症状的食物，如寒凉的莲子、苦瓜、荸荠、冬瓜等，忌辛辣、肥甘厚味。

（四）心理调摄

1. 移情法　丰富业余生活，积极参与家人聊天，分散对皮肤的注意力，使瘙痒不发生或发生的程度较轻。

2. 自控法　当身体某处发生瘙痒时，患者应尽量稳定情绪，不烦不躁，坚信自己能够控制，同时用手轻轻拍打痒处，或涂擦医生给予的外用止痒药，这样瘙痒会很快缓解，不向它处扩散。

五、预后转归

糖络病皮肤病日久，可导致皮肤感觉减退、皮肤正常生理屏障功能减退等改变，还可表现为瘙痒、破损、溃烂等，影响患者正常生活，若未规范治疗，甚至可进一步出现皮肤变黑、坏死等严重并发症。本病预后一般良好，调摄得法，辨证得当，大多可以痊愈。

附：西医诊断和治疗

糖尿病皮肤病变（diabetic skin lesions，DSL）是由于高血糖的毒性及其他与糖尿病相关因素逐渐造成的各种代谢紊乱，同时引起末梢神经和微血管病变、微循环障碍及皮肤感染的病变，严重者可出现溃疡、坏疽。

糖尿病皮肤病变病因较复杂，皮肤损害表现多样，甚至可以在糖尿病病程的各个阶段发生，主要包括代谢功能紊乱、周围血管功能失常、周围神经病变、皮肤感染所致的皮肤病变，也包括糖尿病患者服用各种药物所致的皮肤反应。另外，除糖尿病可导致皮肤病变外，皮肤病变也可加重糖尿病的病情。往往皮肤组织在未存在损伤，组织结构完整性未受到破坏的情况下已经存在组织学及细胞生物学上的改变。糖尿病皮肤病变是糖尿病的常见并发症之一。据报道，约30%的糖尿病患者合并皮肤损害。

糖尿病皮肤病变的发病机制尚未完全明了，可能是多因素引起的，如糖代谢异常、生长因子异常、炎性反应等。糖尿病患者因生化代谢异常，特别是当血糖浓度长期处于高水平状态，机体内非酶促糖基化反应明显加速，引起晚期糖基化终产物（advanced glycation endproducts，AGEs）的蓄积，AGEs 的蓄积可导机体微循环受到影响，周围神经传导功能失常，感觉功能障碍，改变细胞间基质的相互作用，胶原糖基化后，损害胶原功能，使胶原纤维刚性增加，皮肤柔韧性下降，还抑制了单核细胞和巨噬细胞等的正常噬菌作用，使患者较常人更容易发生细菌感染。

（一）诊断标准

1. 糖尿病合并皮肤瘙痒症的诊断

（1）病史：有糖尿病病史。

（2）无原发性皮肤损害。

（3）症状：糖尿病患者自觉全身或局部皮肤瘙痒，呈发作性。

（4）体征：可伴有抓痕、血痂、皮肤肥厚、苔藓样变、色素沉着等。

2. 糖尿病性大疱病的诊断

（1）病史：有糖尿病病史。

（2）症状：最常发生于四肢，尤其是四肢指（趾）远端、手背、足背、前臂，以及胸腹等。多在不知不觉中突然发生，无痛，无任何不适。大疱很浅表，无炎症，有的吸收自愈不留瘢痕，亦有破溃感染者。

（3）体征：糖尿病性大疱病的大水疱多呈单房性，其直径可达 1.0~2.0cm，多数小水疱常呈簇集发生；有时大小水疱掺杂，密集出现。疱壁薄，内含清澈透明的浆液。

3. 糖尿病合并其他类型的皮肤病变诊断

（1）病史：有糖尿病病史。

（2）无原发性皮肤损害。

（3）症状：糖尿病性硬肿病可见患者自觉皮肤逐渐出现硬肿，或伴随服药出现红斑、弥漫性剥脱性皮炎，伴随胰岛素注射出现局部脂肪萎缩、环状肉芽肿、扁平苔藓等；糖尿病性类脂质渐进性坏死可见下肢胫骨周围及脚踝部，出现的境界清楚、小而坚实、暗红色丘疹，被覆鳞屑，缓慢扩大、融合而形成圆形、椭圆形或不规则形坚硬斑块，偶见于大腿、膝内侧及足部；胫前萎缩性色素沉着斑可见胫骨前方及前臂、股下部前方、脚部等骨性隆起处呈现圆形平顶、暗红色的无痛性丘疹，数周以后，发展为不规则的萎缩性色素沉着斑。

（二）鉴别诊断

1. 风瘙痒的鉴别

（1）瘾疹：突然发生，皮疹为大小不一的风团，色红或白，迅速出现，消退亦快，消退后不留任何痕迹。

（2）药物性皮炎：有用药史，发病有一定的潜伏期，皮疹大小不一，形态各异，色泽鲜明，多为泛发，停用药后，皮疹逐渐消失。

2. 糖尿病性皮肤大疱病与寻常性天疱疮鉴别　寻常性天疱疮患者无糖尿病史，水疱常发于全身皮肤、口腔和受压摩擦处，疱液清亮，后变浑浊或呈血性。局部皮肤瘙痒灼痛，全身有畏寒发热。疱壁破溃后形成溃烂面，不易愈合。直接、间接免疫学检查为阳性。

（三）西医治疗原则

1. 积极治疗原发病　糖尿病患者通常有血糖波动，难以控制的情况，及时调整降糖药物，控制血糖，使空腹血糖、餐后 2 小时血糖及糖化血红蛋白控制达标。并注意全身治疗，根据病人病情给予改善循环、营养神经、抗氧化、抗感染、增强机体免疫力等治疗。另外还应避免包括饮食、环境、药物在内的不良刺激。

2. 局部治疗　严格消毒，遵循无菌原则。根据患者皮肤病变情况，真菌感染者可给予口服或外用抗真菌药物；皮肤化脓性感染全身用药可口服抗生素，局部外用抗生素软膏，感染早期可以外用 10% 鱼石脂软膏等，脓肿形成局限者予切开引流，每日用 3% 双氧水冲洗创口；皮肤瘙痒者，应用抗组胺药物，如苯海拉明者、扑尔敏等改善症状，局部可涂炉甘石洗剂。

第三节　糖络病神经源性膀胱

一、概述

中医学依据糖尿病神经源性膀胱临床表现，将其归属于中医学的"癃闭""淋证"的范畴。癃闭之名首见于《内经》，《素问·宣明五气》说："膀胱不利为癃，不约为遗尿。"《素问·本输》云："三焦者如络膀胱，约下焦，实则癃闭，虚则遗尿。"对于癃闭病机《内经》认为主要是阴阳失调、肾气受伤、膀胱不利、三焦气实等。巢氏在《内经》基础上，对肾与膀胱在小便形成和排泄中的作用进一步阐释："膀胱与肾为表里，俱主水，水入于小肠下行于胞，行于阴为溲便也。""膀胱像水……五谷五味之津液悉归于膀胱，气化分入血脉，以成骨髓也。而津液之余者，入胞则为小便。"指出肾之气化作用下输膀胱，形成尿液，排出体外。糖络病神经源性膀胱多为糖络病病程日久所致，久病及肾，肾阴亏虚致肾阳亏虚，肾阳不足，命门火衰，膀胱气化无权，清者不生，浊者不降，故溺不得出，所谓"无阴则阳无以生"，致膀胱气化无权，而溺不得出。

二、病因病机

情志不畅、饮食不节（过食辛辣肥甘、嗜烟嗜酒）、劳倦内伤，加之禀赋虚弱等均可导致肝郁气结或脾郁不畅，郁久胃肠积热，肝火旺盛，伤阴化燥，而成消瘅或脾瘅。消瘅或脾瘅日久，伤阴耗气，气阴两虚；阴损及阳，阴阳俱虚，使中气下陷或命门火衰，肾虚不能蒸腾气化，膀胱气化无权，导致小便排出困难或膀胱开合失司，出现小便失禁等；肺热壅盛或燥热伤阴，肺失肃降，气不布津，通调失司，则水液不能下输膀胱；中气不足，脾失运化，升降失调，复感微邪，湿热下注；久病入络，脉络阻，血行不畅，瘀血内停，则导致膀胱气化失常，开阖失司，水液停聚而小便不利。

肾为水脏，主水液代谢，肾有升清降浊之功能，其清者，上输于肺，其浊者，下输膀胱形成尿液，排出体外，这一生理功能离不开肾的蒸腾气化功能，"肾者，水脏，主津液"，肾的气化失常，就会导致尿液排泄障碍。肾与膀胱相表里，膀胱乃州都之官，其排泄功能完全依靠肾的气化功能，若肾气化不利，则尿液无法正常排出体外。《素问·经脉别论》说："饮入于胃，游溢精气，上输于脾，脾气散精，上归于肺，通调水道，下输膀胱，水精四布，五经并行。"表明水液的转输能否下输膀胱依赖于脾气的盛衰和肺气的通调功能是否正常。此外，气郁是本病发病的重要诱因，气化不利，则水津代谢异常，三焦水道阻滞，累及肺、脾、肾。气郁、水停进一步发展，血瘀证的出现不可避免。瘀血内阻则气机升降受阻，导致水液蒸腾气化障碍，停聚于膀胱。

综上所述，本病为本虚标实之证，病位在肾与膀胱，与肺、脾、肝、三焦关系密切，本虚以脾肾亏虚为主，标实为气郁、瘀血、水停、湿热等。久病入络，络脉郁阻，虚损并见，则变证丛生。因此，在消渴的各个阶段均可形成淋证或癃闭。临床表现为尿等待、尿无力、小便频数而尿量少，严重者出现排尿困难，甚至点滴难出，有时可表现为尿失禁。

三、辨证论治

(一)治则治法

治疗糖络病神经源性膀胱要标本兼顾，积极治疗感染等原发病，控制血糖水平。糖络病神经源性膀胱，可表现为癃闭或劳淋等，其病位在膀胱，其本在肾，但与肺、脾、肝、三焦等脏腑相关，治疗时要分清脏腑虚实。要根据病情的轻重、病程的长短，急则治其标，"开鬼门，洁净府"，利尿以通水道，及时配合导尿与排尿训练；缓则治其本，健脾补肾益气，助膀胱气化，既能固摄尿液，又能通畅水道。

其治疗原则为：脾肾亏虚者，健脾益肾；肾阳不足者，温补肾阳，温阳利水；膀胱湿热者清利湿热；血瘀水停者，破血逐瘀；肺气郁闭者，宣肺降气，通利小便。此外，应当积极采取综合疗法，将中药内服与针灸等外治法相结合。还要注意调节情志，舒畅气机，仲景有谓"大气一转，其气乃散"，以通调水道。癃闭日久，蓄水酿毒，可生他疾，必须及时治疗。

(二)辨证论治

1. 脾肾亏虚证

症状：小便不甚赤涩，但淋沥不已，时作时止，遇劳即发，腰酸膝软，神疲乏力，舌质淡，脉细弱。

治法：健脾益肾，升清降浊，化气利水。

方药：补中益气汤加减。黄芪、党参、白术、升麻、枳壳、当归、柴胡、泽兰、王不留行、桂枝、炙甘草。

加减：手麻足痛者，加桃仁、丹参、川芎；小便失控不止者加全蝎、蜈蚣、刺猬皮、金樱子；气虚较重者加大黄芪、党参用量；脾虚湿邪较重者加薏苡仁、砂仁；伴下肢浮肿较重者加茯苓、泽泻等；肾阳虚较重加肉苁蓉、补骨脂。

2. 肾阳不足证

症状：小便不利甚或点滴不出，神疲肢冷，遇寒加重，得温则缓，腰膝酸软，舌质淡，苔白，脉沉。

治法：温补肾阳，温阳利水。

方药：金匮肾气丸加减。熟地黄、山药、山萸肉、丹皮、茯苓、泽泻、肉桂、制附子。

加减：如舌淡体胖有齿痕，四肢不温加菟丝子、巴戟天；舌苔白腻者加砂仁、石菖蒲；如伴气短乏力、腹泻者加黄芪、白术；如伴肢体疼痛、舌有瘀斑者加葛根、细辛。

3. 膀胱湿热证

症状：小便不利、疼痛，甚或点滴不出，小腹胀痛，尿道灼热疼痛，口苦咽干，舌质红，苔黄腻，脉滑数。

治法：清利湿热。

方药：八正散加减。滑石、车前子、白茅根、丹参、萆薢、石韦、泽泻、龙胆草、黄柏、苍术。

加减：若兼腰膝酸软、虚热盗汗等加女贞子、旱莲草；尿道灼热加黄芩、丹皮；口干发渴加知母。

4. 血瘀水停证

症状：小便不利甚或点滴不出，小腹刺痛胀满，舌质紫暗，脉细或涩。

治法：破血逐瘀，通利小便。

方药：抵当汤合五苓散加减。水蛭、大黄、桃仁、地龙、猪苓、白术、茯苓、泽泻、桂枝等。

加减：明显气虚者，合春泽汤，并重用生黄芪；阳虚者合金匮肾气丸；阴虚者合六味地黄丸；兼内热者加知母、地骨皮；尿路感染明显加瞿麦、车前草、凤尾草等。

5. 肺气郁闭证

症状：小便不利甚或点滴不出，胸闷憋气，胸胁胀满，情志抑郁，舌质红或暗红，苔薄白或薄黄，脉弦。

治法：宣肺降气，通利小便。

方药：清肺饮加减。麦冬、茯苓、车前子、沙参、黄芩、桔梗、柴胡、栀子、冬葵子、通草、猪苓、桑白皮。

加减：兼大便不通者，加大黄、苦杏仁；兼心肾阴虚者，加生地黄、山茱萸；兼下焦湿热者加白茅根、金钱草、萹蓄；兼气滞血瘀者加香附、当归、王不留行。

（三）靶方靶药

在糖络病神经源性膀胱中，针对其相关症状如气虚下陷，小便量多者，重用黄芪为靶药；合并夜尿多者，山茱萸善于收涩，为靶药。而针对下焦湿热重导致的尿频、尿急、尿痛者，石韦、萹蓄为其靶药。针对糖尿病合并尿酸异常者，威灵仙为降尿酸的靶药，合并肾络瘀滞导致的尿蛋白异常者，水蛭为降蛋白的靶药。

四、其他治疗方法

（一）中成药

中成药的选用必须适合其中医证型，切勿盲目使用。建议选用无糖颗粒剂、胶囊剂、浓缩丸或片剂。

1. 八正合剂　清热利尿通淋，用于膀胱湿热证，见小便短赤，淋沥涩痛，口燥咽干等。口服，一次 15~20mL，一日 3 次。

2. 补中益气丸　补中益气，升阳举陷。用于脾肾亏虚证，症见小便无力，淋沥不尽，神疲乏力等。口服，一次 6g，一日 3 次。

3. 金匮肾气丸 温补肾阳。用于肾阳不足证，症见小便不利甚或点滴不出，神疲肢冷，腰膝酸软等。口服，一次 6g，一日 3 次。

4. 五苓胶囊 温阳化气，利湿行水。用于阳不化气、水湿内停证，症见小便不利、水肿腹胀等。口服，一次 3 粒，一日 2 次。

（二）针灸

1. 针刺

（1）实证

治法：清热利湿，行气活血。

主穴：取足太阳、足太阴及相应俞募穴为主，如秩边、三阴交、阴陵泉、中极、膀胱俞。

配穴：湿热内蕴者，配委阳；邪热壅肺者，配尺泽；肝郁气滞者，配太冲、大敦；瘀血阻滞者，配曲骨、次髎、血海。

操作：毫针泻法，秩边用芒针直刺 2.5~3 寸，以针感向会阴部放射为度。针刺中极等下腹部穴位之前，应先叩诊，检查膀胱的膨胀程度，以便决定针刺的方向、角度和深浅，不能直刺者，则向下斜刺或透刺，使针感能到达会阴并引起小腹收缩、抽动为好。每日 1~3 次。

方义：秩边为膀胱经穴，可疏导膀胱气机；三阴交、阴陵泉醒脾利湿，消除瘀滞；中极为膀胱募穴，配膀胱之背俞穴，俞募相配，促进气化，通利小便，使湿热从小便而去。

（2）虚证

治法：温补脾肾，益气启闭。

主穴：取足太阳经、任脉及背俞穴为主，如秩边、关元、脾俞、肾俞、三焦俞。

配穴：中气不足者，配气海、足三里；肾气亏虚者，配太溪、复溜；无尿意或无力排尿者，配气海、曲骨。

操作：秩边用泻法，操作同上；其余主穴用毫针刺，补法，亦可用温针灸，每日 1~2 次。配穴用补法。

方义：秩边为膀胱经穴，可疏导膀胱气机，通利小便以缓急治标；关元为任脉与足三阴经交会穴，能温补下元，鼓舞膀胱气化；脾俞、肾俞以振奋脾肾气机；脾肾不足则三焦决渎无力，用三焦俞以通调三焦气机，诸穴相配以达益气启闭之功效。

2. 耳针 选肾、膀胱、肺、肝、脾、三焦、交感、神门、皮质下、腰骶椎，每次选 3~5 穴，毫针用中强刺激，或用揿针埋藏或用王不留行籽贴压。

（三）灸法

选穴：关元、中极、水道、肾俞、次髎、足三里、三焦俞。

操作：以上穴位上平铺底径 1.0cm 的食用盐，应用底径 0.8cm，高 1.0cm 的艾炷隔盐灸，每穴 5 壮，每日 1 次，14 日为 1 个疗程。

（四）走罐疗法

用闪火法把罐吸在大椎穴上，双手握住火罐，依次循膀胱经、夹脊穴、督脉由上而下往返推移，每条经络走罐 3~4 次，直至皮肤红润充血或出现瘀斑为度。走罐完毕，在命门、腰阳关、双侧三焦俞、肾俞、膀胱俞、次髎穴上拔罐 10 分钟。

（五）推拿疗法

可采用少腹、膀胱区按摩法，食指、中指、无名指三指并拢，按压中极穴；或用揉法或摩法，按顺时针方向在患者下腹部操作，由轻而重，用力均匀，待膀胱成球状时，用右手托住膀胱底，向前下方挤压膀胱，再用左手放在右手背上加压使排尿。

（六）局部热敷法

1. 独头蒜头一个，栀子三枚，盐少许，捣烂，摊纸贴脐部良久，可通。
2. 食盐半斤，炒热，布包熨脐腹，冷后再炒热敷之。
3. 葱白一斤，捣碎，入麝香少许拌匀，分两包，先置脐腹一包，热熨 15 分钟，再换一包，以冰水亦熨 15 分钟，交替使用，以通为度。
4. 选神阙穴，用葱白、冰片、田螺或鲜青蒿、甘草、甘遂各适量，混合捣烂后敷于脐部，外用纱布固定，配热敷。

五、预后转归

本病起病隐匿，多呈无症状性进展，目前缺乏统一的诊断标准，早期诊断困难。多见于女性，尤其是糖络病病程较长的中老年女性，早期主要表现为膀胱感觉减退、排尿无力、膀胱容量及残余尿（BRU）增加，晚期可出现尿潴留、尿失禁、上尿路扩张及尿液反流，导致反复泌尿系感染甚至肾功能衰竭。

附：西医诊断和治疗

糖尿病神经源性膀胱（diabetic neurogenic bladder，DNB）又称糖尿病膀胱病（diabetic cystopathy，DCP）、糖尿病膀胱功能障碍（diabetic bladder dysfunction，DBD），是糖尿病在泌尿系统高发的并发症，指由于自主神经尤其是副交感神经障碍所引起的排尿反射异常、膀胱功能障碍。据文献报道，DM 患者并发 DNB 的发生率为 25%~50%。DNB 发病机制主要与蛋白糖基化异常、醛糖还原酶活性增强、氧化应激增强、神经生长因子（NGF）减少等有关。

（一）诊断标准

本病的诊断参照《糖尿病中医防治标准（草案）》的中的糖尿病神经源性膀胱进行诊断，诊断要点如下：

1. 病史　有糖尿病病史。

2. 临床表现　①症状：小便不利甚或点滴不出。小腹胀满或胀痛。小便不甚赤涩，但淋沥不已或张力性尿失禁。②体征：耻骨上触诊饱满或充盈有包块，叩诊呈浊音。

3. 理化检查　B超检查，可见膀胱残余尿量增加。尿流动力学检查示最大尿流量（UF）下降；膀胱容量增大；膀胱收缩能力早期可见反射亢进，晚期则无反射、残余尿量增加。膀胱压力容积（CMG）测定，逼尿肌无反射，多数患者膀胱内持续低压力。尿常规检查可见红白细胞、白蛋白尿。

（二）鉴别诊断

糖尿病神经源性膀胱的鉴别诊断，应排除影响尿道通畅、膀胱功能的疾病，如排除膀胱肿瘤、尿道狭窄和尿路结石等，男性患者还应排除前列腺增生或前列腺癌。在排除上述可能的情况下，结合患者糖尿病病史、血糖控制不良、有尿失禁、排尿困难、尿潴留等症状或合并糖尿病其他慢性并发症以及B超残余尿测定、膀胱镜检查和压力测定等，考虑是否并发糖尿病神经源性膀胱。

1. 膀胱肿瘤　位于膀胱颈部、三角区附近的带蒂肿瘤因堵塞尿道内口可引起排尿困难、尿潴留等症状，但患者一般有间歇性无痛性血尿，尿脱落细胞检查可发现癌细胞，IVU可见膀胱区充盈缺损，膀胱镜检查可直接明确肿瘤的部位、大小、数目，并可同时取活组织检查。

2. 前列腺增生症　发生于50岁以上男性，有排尿困难、尿潴留，严重者引起肾、输尿管扩张积水，直肠指诊、膀胱镜检查，膀胱造影可明确诊断。

3. 女性压力性尿失禁　逼尿肌功能正常，尿道阻力降低，膀胱颈抬高试验阳性，膀胱尿道造影可见膀胱尿道后角消失，膀胱颈位置降低。

4. 尿道狭窄　可为先天性或后天性，以排尿困难为主要表现，尿道探子检查有明显狭窄段，尿道造影可明确诊断。

5. 尿路结石　排尿困难多伴有排尿疼痛，在排尿过程中可突然发生尿流中断现象，超声检查可见强回声，X片见不透光阴影，膀胱镜检查可明确结石大小、数目。

（三）西医治疗原则

1. 控制原发病　控制血糖至理想水平，胰岛素治疗对恢复自主排尿和减少残余尿效果较好。

2. 药物治疗

（1）改善和修复神经类药物：甲钴胺（弥可保）能促进神经的修复和再生，改善糖尿病性自主神经病变。

（2）抗胆碱能药物：抗胆碱能药物如托特罗定、索利那新、曲司氯铵等，可通过拮抗乙酰胆碱作用于DSM细胞上的M2、M3受体，从而减少逼尿肌的收缩并控制其不自主收缩，而不影响正常排尿。

（3）硫辛酸：硫辛酸是强效抗氧化剂，能够清除氧自由基，再生抗氧化物质，从而减弱氧化应激效应，修复神经病变，从而改善支配膀胱的交感及副交感神经的神经传导，从而减轻神经功能损害，对神经源性膀胱有治疗作用。

（4）莫沙必利：莫沙必利可以提高纵行平滑肌的振幅及它的收缩频率，并且对5-羟色胺不同受体发生多种作用从而实现了促动力效应，降低患者的排尿次数，促进患者膀胱逼尿肌加强收缩强度，减少患者膀胱内的剩余尿量，改善患者的临床不良症状。

3. 外科处理　在有肾功能不全和（或）肾积水时首先需留置尿管，并进行持续引流，有时甚至需进行直接的肾脏引流，以达到最大限度的肾功能恢复。在肾功能恢复满意情况下可考虑进行改善膀胱储尿要求的处置。运用简单合理手段解决膀胱排空问题，预防及治疗感染。

4. 康复训练

（1）膀胱控制训练

①水出入量控制训练：建立定时、定量饮水和定时排尿的制度，这是各种膀胱训练的基础措施。

②膀胱括约肌控制力训练：常用盆底肌肉练习法，即主动收缩耻骨尾骨肌（肛门括约肌），每次收缩持续10秒钟，重复10次，3~5次/日。

③排尿反射训练：发现并诱发"触发点"，以通过反射机制促发逼尿肌收缩，进行主动排尿。常用诱发排尿反射"触发点"的方法有轻叩耻骨上区、牵拉阴毛、摩擦大腿内侧、挤压阴茎龟头等。

④代偿性排尿训练：为通过手法和增加腹压等措施促进排尿，主要包括Valsalva屏气法、Crede手法。

在上述方法不能充分使膀胱排空时，可以采用清洁导尿的方式间歇性排空残余尿。

（2）膀胱区按摩操作者（或指导患者）用手掌心置于其腹部膀胱区向左右轻推揉3~5分钟，待腹肌松弛后再至膀胱高点向下做顺时针按摩5~10分钟。

参 考 文 献

［1］仝小林．糖尿病中医药临床循证实践指南（2016版）［M］．北京：科学出版社，2016.

［2］仝小林．糖络杂病论［M］．北京：科学出版社，2010.

［3］中华中医药学会．糖尿病中医防治指南［M］．北京：中国中医药出版社，2007.

［4］仝小林．糖尿病中医防治指南解读［M］．北京：中国中医药出版社，2009.

［5］李昌祁，霍立光，张永昌．中西医结合治疗糖尿病并发症［M］．北京：人民卫生出版社，2010.

［6］Frykberg RG, Zgonis T, Armstrong DG, et al. Diabetic foot disorders：A clinicalpractice guideline. American College of Foot and Ankle Surgeons［J］. J Foot Ankle Surg, 2006, 45（5Suppl）：S1.

［7］李柏英，仲照辉，谢忠艳，等．糖尿病皮肤病变的表现特点［J］．黑龙江医学，2011，35（07）：504-506.

［8］Chakrabarty A，Norman RA，Phillips T. Cutaneous manifestations of Diabetes ［J］. Wounds，2002，14（8）：267-274.

［9］Yamagishi S. Advanced glycationend products and receptor-oxidative stress system in diabetic vascular complications ［J］. Ther Apher Dial，2009，13（6）：534.

［10］田康爱，梁玉. 糖尿病皮肤病变研究进展［J］. 天津医科大学学报，2011，17（03）：431-434.

［11］石岩，田静，杨宇峰，等. 糖尿病合并皮肤病中医诊疗标准［J］. 世界中西医结合杂志，2011，6（3）：270-273.

［12］Yuan Z，Tang Z，He C，et al. Diabeticcystopathy：a review ［J］. Diabetes，2015，7：442-447.

［13］仝小林. 糖尿病中医防治标准（草案）［M］. 北京：科学出版社，2014.

［14］彭宁，雷鹏，王万贵，等. 辨证施治糖尿病神经源性膀胱功能障碍 24 例［J］. 陕西中医，2005，2（26）：1337-1338.

［15］林榕，李薇. 运用金匮肾气丸辨治糖尿病神经源性膀胱 21 例［J］. 实用中医内科杂志，2006，（03）：260.

［16］中华中医药学会糖尿病分会. 糖尿病神经源性膀胱中医诊疗标准［J］. 世界中西医结合杂志，2011，6（4）：365-368.

［17］胡臻. 活血利水法治疗糖尿病神经元性膀胱疗效观察［J］. 中医药疗法，2000，13（2）：155.

［18］夏世澄. 清肺饮治疗糖尿病神经源性膀胱 37 例疗效观察［J］. 新中医，2005，37（6）：41-42.

［19］王清泉，牛莉. 针刺治疗糖尿病神经源性膀胱 30 例［J］. 中国临床康复，2004，8（21）：4254.

［20］于文霞，苏秀海，李文东，等. 艾灸治疗糖尿病神经源性膀胱 39 例［J］. 辽宁中医杂志，2010，37（6）：1118-1119.

［21］王琳，邸静. 循经走罐为主治糖尿病神经源性膀胱临床观察［J］. 针灸临床杂志，2004，20（10）：45-46.